식사가 최고의 투자입니다

食べる投資 — ハーバードが教える世界最高の食事術
満尾正 著
アチーブメント出版株式会社 刊
2019

TABERU TOUSHI: HARVARDGA OSHIERU SEKAISAIKOUNOSHOKUJIJUTSU
by Tadashi Mitsuo
Originally published in Japan by Achievement Publishing Co., Ltd., Tokyo.

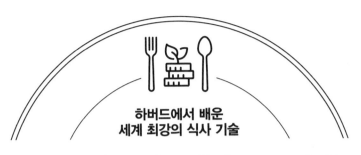

하버드에서 배운
세계 최강의 식사 기술

식사가 최고의
투자입니다

미쓰오 다다시 지음 · 최화연 옮김
박용우 감수

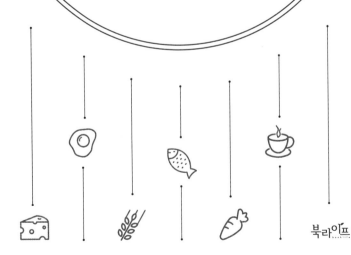

북라이프

옮긴이 **최화연**

대학에서 중국어와 일본어를 전공하고 국제 대학원에서 국제 개발 협력을 공부했다. 좋은 책의 감동을 독자와 함께 나누고자 현재 바른번역 소속으로 출판 기획 및 번역에 힘쓰고 있다. 옮긴 책으로는 《알아서 공부하는 아이는 무엇이 다를까》 등이 있다.

식사가 최고의 투자입니다

1판 1쇄 발행 2021년 1월 26일
1판 2쇄 발행 2021년 2월 22일

지은이 | 미쓰오 다다시
옮긴이 | 최화연
발행인 | 홍영태
발행처 | 북라이프
등 록 | 제313-2011-96호(2011년 3월 24일)
주 소 | 03991 서울시 마포구 월드컵북로6길 3 이노베이스빌딩 7층
전 화 | (02)338-9449
팩 스 | (02)338-6543
대표메일 | bb@businessbooks.co.kr
홈페이지 | http://www.businessbooks.co.kr
블로그 | http://blog.naver.com/booklife1
페이스북 | thebooklife
ISBN 979-11-91013-10-8 13510

* 잘못된 책은 구입하신 서점에서 바꾸어 드립니다.
* 책값은 뒤표지에 있습니다.
* 북라이프는 (주)비즈니스북스의 임프린트입니다.
* 비즈니스북스에 대한 더 많은 정보가 필요하신 분은 홈페이지를 방문해 주시기 바랍니다.

비즈니스북스는 독자 여러분의 소중한 아이디어와 원고 투고를 기다리고 있습니다.
원고가 있으신 분은 ms2@businessbooks.co.kr로 간단한 개요와 취지, 연락처 등을 보내 주세요.

번역서 감수를 의뢰받으면 우선 저자의 견해가 나와 일치하는가를 먼저 확인한다. 단순한 건강 관련 정보에서 한 걸음 더 나아가 각론을 따지다 보면 전문가마다 생각이 조금씩 다르기 때문이다. 특히 영양과 먹거리에 관한 내용에서는 그 편차가 크다.

저자 미쓰오 다다시는 영양학을 공부한 의사다. 일본과 마찬가지로 우리나라도 의과 대학 교육 과정 중 영양학은 기초 과정 생화학 시간에, 그리고 본과 4학년 시절 단 몇 시간 공부하는 것이 전부다. 그러다 보니 의사 중에도 임상 영양학을 심도 있게 공부한 사람이 거의 없는 실정이다.

이런 상황 속에서 임상 의사인 저자가 예방 의학의 중요성을 깨닫고 미국에 가 영양학을 공부했다는 점에서 나와 유사한 점이 많다. 나도 일찌감치 비만을 연구하면서 영양학에 대한 아쉬움을 느껴 2000~2001년 미국 연수 중 컬럼비아 대학교 임상 영양학 마스터 과정을 수학한 게 큰 도움이 되었다.

50대 후반, 이제 60을 바라보고 있는 나는 여전히 절반 가까이 남은 생애를 지금처럼 건강하게 살고 싶다. 건강 관리 전문가 입장에서 노후 건강을 위한 관리는 40대부터, 적어도 50대 초반부터 본격적으로 시작해야 한다. 하지만 그 나이에는 대부분 직장 생활이나 개인 사업에 몰두하여 자기 건강에 신경 쓸 여유가 없다. 그 때문에 저자가 건강의 중요성을 강조하기 위해 40~50대 비즈니스맨들에게 익숙한 투자, 수익률, 업무 효율, 가성비, 일류 경영인 등과 같은 용어를 구사하며 공감을 얻어 낸 점은 아주 탁월했다고 본다.

100세 시대란 말이 이젠 낯설지 않다. 아니, 이제는 120세 시대란 말이 공공연하게 나오고 있다. 수명은 늘었지만 80세 이후 노년기 삶은 질적으로 크게 달라지지 않았다. 오히려 오래 살면서 중풍이나 치매에 걸릴 위험만 점점 증가하고 있는 것이 현실이다. 80세 이후에도 지금처럼 건강하게 살고 싶다면 매달 보험금을 내듯 지금부터 건강에 꾸준히 투자해야 한다.

이 책을 읽고 난 뒤 잘못된 투자에서 하루빨리 벗어나 수익률이 높은 건강 식사법에 투자를 시작해 보면 어떨까? 건강 관리는 한

살이라도 어릴 때 시작하는 편이 유리하다. 남은 인생 중 가장 젊을 때가 바로 지금이라는 말도 있지 않던가. 지금 돈을 벌기 위해 건강을 잃는다면 나중에 되찾으려 해도 쉽지 않을 것이다. 이제까지 번 돈을 다 써도 후회만 남을 뿐 잃어버린 건강은 다시 돌아오지 않는다는 사실을 명심하길 바라며…….

2020년 진료실에서

박용우

영양으로 최고의 효율을 얻다

"직장은 물론 인생에서 일어나는 어떤 일에도 최상의 컨디션
으로 최고의 효율을 내고 싶다."

단 한 번이라도 이런 생각을 했을 모든 현대인을 위해 이 책을
썼다. 쉽게 지치지 않고 감기 따위로 건강이 무너지는 일 없이 날
씬하게 젊음을 유지하고 싶은 사람들, 늘 맑은 정신으로 명확하게
사고하며 넘치는 의욕으로 거침없이 일을 처리해 내고 싶은 사람
들에게 이 책을 권한다.
100세 인생이라는 표현이 더 이상 낯설지 않은 세상이다. 하지

만 모든 사람이 100년이라는 긴 인생을 누린 시대는 지금까지 한 번도 없었다. 바야흐로 시대의 전환기다.

우리는 길어진 수명만큼 더 많은 시간과 경험치를 얻었지만 그에 못지않은 커다란 불안을 끌어안게 되었다. 돈이나 외로움처럼 저마다 다른 이유로 불안해하기도 하고 건강 같은 공통의 불안 요소를 공유하기도 한다.

특히 '노화'에 따른 몸의 변화는 누구도 피할 수 없다. 하지만 미래를 앞두고 많은 사람이 가장 걱정하는 부분은 아이러니하게도 돈이다. 아무도 겪어 보지 못한 100세 인생 시대를 준비해야 한다면 진정 필요한 걱정은 사실 건강이 아닐까?

아무리 돈이 많고 사회적 지위가 높아도, 값비싼 물건을 온몸에 두르고 있어도 한번 건강이 무너지면 행복하다고 말하기 힘들다. 꼭 심각한 병이 아니더라도 늘 나른함과 피곤함에 시달린다면, 몸 어딘가 불편하고 자주 우울에 잠긴다면 과연 일상이 행복할까? 원대한 포부를 품은 사람도 결국 건강해야 그 꿈을 이룰 수 있다. 일에만 해당하는 이야기는 아니다. 취미 생활을 마음껏 즐기려 해도 몸 상태가 좋지 않으면 빛바랜 시간이 되고 만다.

이 책을 집어 든 당신은 분명 인생을 더 가치 있게 만들고자 아낌없이 노력하는 사람일 것이다. 그 노력의 결실을 얻기 위해서는 반드시 '건강'에 대한 투자가 필요하다. 여기서 말하는 투자란 '올바른 영양학'에 기반을 둔 '의학적 식사법'이다.

하버드에서 영양학을 공부한 이유

미국에서 최첨단 항노화 의학(Anti-aging Medicine, 안티에이징 의학)을 공부하고 2002년에 돌아온 나는 도쿄 아카사카에 일본 최초로 '안티에이징 전문 클리닉'을 열었다.

사실 안티에이징이라 하면 미용을 위한 피부 관리실을 떠올리기 쉽다. 그러나 진정한 안티에이징의 목표는 신체 노화 속도를 늦추는 것이다. 이처럼 병치레 없이 건강한 몸 상태를 유지하려는 노력은 결국 장수를 위한 건강한 생활 습관으로 이어진다.

그런 의미에서 항노화 의학은 적극적인 예방 의학이라고 할 수 있다. 혈액 검사로 영양의 과부족, 알레르기 유무, 유해 중금속 체내 농도 등을 파악하는 일부터가 예방의 시작이다. 이어서 근육량, 골밀도, 동맥 경화 정도(혈관 나이), 피부 당화 현상(피부의 단백질이 당분과 결합해 피부 탄력성이 떨어지는 현상 — 옮긴이) 등의 신체 정보를 검사해 노화 진행 상황을 객관적으로 파악하는 일 또한 치료에 속한다.

항노화 의학 전문의로 병원을 열기 전에는 교린 대학 병원 응급 의료 센터에서 근무했다. 센터에 오는 수많은 중증 환자를 마주하며 뇌경색이나 뇌출혈, 심근 경색, 급성 호흡 곤란 증후군 등을 치료해 왔지만 그들 중 건강을 되찾은 이는 극히 일부였다. 환자 대부분은 여생 동안 후유증을 안고 살아가야 했다. 그 모습을 지켜보며 질병 이전의 예방 의학이 얼마나 중요한지를 통감했다.

그 무렵 미국에서는 이미 '예방 의학에 100을 투자하면 의료비 300이 절약된다.'라는 의료 경제학 관점의 주장이 제기되며 예방 의학의 당위성 논의가 활발히 진행되고 있었다. 그리고 때마침 나에게는 미국 하버드 대학교 외과 대사영양연구실에서 유학할 기회가 찾아왔다. 연구실 수장인 더글러스 W. 윌모어 교수는 아미노산의 일종인 글루타민 연구로 저명한 의사였다. 성장 호르몬과 글루타민을 함께 사용하면 소장 점막을 증식할 수 있다는 그의 이론은 당시 시대를 앞선 연구 분야였다.

구급 전문의로 영양 관리를 담당하고 있던 내게 이 기회는 매우 뜻깊고 감사한 일이었다. 미국 전문 기관에서 영양 관리를 공부할 수 있음은 물론이고 윌모어 교수는 1990년대에 이미 의료 시설의 일부인 영양 센터를 개설한 상태였다. '영양학은 의학 전반의 기초 학문'이라던 교수의 말이 여전히 귓가에 생생하다.

사실 일본 의과 대학 커리큘럼에는 '영양학'이 포함되어 있지 않다. 그래서 일본 의대생들은 영양학을 전문적으로 배우지 못한 채 의사가 되고 환자를 진료한다. 환자의 건강 상태 전반을 파악할 때 영양학 지식은 필수라고 할 수 있다. 그런데도 의학 교육 과정에 빠져 있다니 안타까울 따름이다.

　미국은 의료비가 굉장히 비싸다. 그 때문인지 미국 국민 상당수는 병에 걸리지 않도록 자기 몸을 스스로 지키고자 노력한다. 건강 관련 잡지나 서적에서 정보를 얻고 몸소 예방 의학을 실천한다. 일본이라면 의료 관계자도 읽지 않을 어려운 예방 의학 서적이 대중에게 판매된다. 마트에만 가도 높은 건강 의식 수준이 고스란히 드러난다. 신선한 유기농 채소, 무게 단위로 판매하는 견과류, 비타민·미네랄 보충제와 함께 각종 아미노산까지 진열된 모습이 무척 인상적이다. 먹거리야말로 영양의 기초이며 영양 지식을 실천하는 일은 곧 건강의 완성이다. 건강을 '자산'에 비유한다면 영양 지식의 실천은 완성을 위한 '투자' 개념이다. 미국에서는 이런 상식이 이미 자리를 잡은 느낌이다.

과식하는 사람들

　자기희생을 미덕으로 삼는 풍습 때문인지 업무 방식 개혁이나 일과 삶의 균형(work-life balance) 등 다양한 가치관이 새롭게 등장한 지금도 여전히 장시간 노동이 알게 모르게 계속되고 있다. 더욱이 조직에서 직책을 맡고 있는 사람들은 퇴근 후에도 비즈니스 모임에 발걸음을 옮겨야 하는 날이 더 많다. 매일 저녁이 회식으로 가득한 경우도 더러 있다. 회식의 목적은 맛있는 음식을 먹으며 편안한 분위기에서 사업상 관계를 돈독히 다지는 것이다. 그렇기 때문에 테이블을 가득 채운 요리는 분위기를 무르익게 도와주는 '파티 푸드' 역할을 한다.

내 병원을 찾는 환자 대부분은 회사원이다. 이들은 고요산 혈증이나 고지혈증, 당뇨병 등 평소 식생활이 고스란히 드러나는 증상이 많이 나타난다. 회식 같은 모임에서 자주 먹는 유난히 맛 좋은 음식은 대부분 고열량, 고염분, 고당질, 고지방식이다. 물론 '식사'라는 개념은 영양이나 건강 외에 또 다른 가치를 포함한다. 하지만 입에 좋은 음식만 주 5~6회 이상 먹는다면 누구든 영양 불균형, 칼로리 과잉 섭취 같은 문제에서 자유로울 수 없다.

일본 후생노동성이 실시한 '2017년 국민건강·영양조사'에 따르면 연령대별 남성 비만율은 30대가 32%, 40대가 35%, 50대가 32%였다. 여성은 30대가 14%, 40대가 17%, 50대가 22%로 나타났다. 여성은 4명 가운데 1명이 비만인 데 비해 남성 비만인은 3명에 1명꼴로 훨씬 높은 비율을 기록했다.(보건복지부 통계에 따르면 2018년 우리나라 연령대별 비만율이 남성의 경우 30대는 51%, 40대는 47%, 50대는 40%다. 여성은 30대 22%, 40대 25%, 50대 29%로 나타났다.— 편집자)

아무래도 회식 자리에는 술이 빠지지 않는다. 서로 잔을 채우며 친목을 도모하는 자리인 만큼 주량에 맞춰 적당히 마시거나 속도

를 조절하는 일이 쉽지 않다. 두세 시간 동안 이어지는 회식 자리
에서는 자기도 모르는 새 쉴 새 없이 먹고 마시게 된다. 더욱이 술
에 취한 상태에서는 적당한 양을 가늠하기 어렵다. 결국 과음, 과
식으로 위와 장 상태가 망가지기 일쑤다. 잔뜩 마시고 배불리 먹고
난 뒤의 감각을 떠올려 보자.

- 몸이 무겁고 답답하다.
- 움직이기 귀찮고 아무것도 하기 싫다.
- 그냥 자고만 싶다.
- 깊이 잠들지 못하고 자꾸 깬다.
- 다음 날에도 위장 상태가 좋지 않고 답답한 느낌이 든다.

이 밖에도 다양한 증상이 나타날 수 있다. 이런 몸 상태로 인생
에서 최고의 성과를 이루기란 절대 불가능하다.

업무 효율은 '식사'로 결정된다

내원 환자 중에는 경영자도 많다. 이들 대부분은 자신의 건강
상태가 회사 경영에 미치는 영향을 분명히 알고 있다. 건강 관리
도 경영처럼 객관적 데이터를 기반으로 이루어져야 한다고 생각
한다. "병에 걸리지 않는 게 오히려 남는 장사죠."라고 말한 경영

자도 있었다.

비즈니스 세계에서는 흔히 경영자가 앞장서 모범을 보인다는 솔선수범 정신이 통용된다. 이는 병이 무서워 두려워하기보다 그 상황을 대비해 미리 방법을 찾는 편이 더 현명하다는 것을 알려 주는 처세 중 하나다.

에도 시대 관상학의 대가라 불렸던 미즈노 난보쿠는《마음 습관이 운명이다》라는 저서에서 "진수성찬을 포식하는 데 집착하면 관상이 좋은 사람도 운수가 사나워지고 소박한 음식으로 소식하기를 고집하면 관상이 나쁜 사람도 운수가 트인다."라고 말했다. 미즈노는 무엇을 먹느냐가 인간의 운명을 결정한다는 사실을 꿰뚫어 본 것이다.

20년쯤 전만 해도 뚱뚱한 사람은 자기 관리를 못 하는 사람이라는 인식이 강했다. 그만큼 비만인 사람은 비즈니스 세계에서 인정받기 쉽지 않았다. 어느 시대든 마찬가지다. 식습관은 일을 잘하는 사람인지 아닌지를 나누는 지표가 되기 쉽다.

건강에 나쁜 음식이 인생의 가성비를 낮춘다

이 책을 선택한 독자라면 그저 흔한 '건강 유지'를 목표로 삼지는 않을 것이다. 의욕이 넘치는 나날을 보내고 싶고 생산성을 높여 투자 비용 대비 효과, 이른바 인생의 가성비를 최대화하는 몸 상태를 얻고 싶을 것이다. 그렇다면 지금 당장 익숙한 사고방식을 바꿔야 한다. 이제껏 물들어 있던 나쁜 식습관을 되돌아봐야 한다. "매일 최선을 다해 일하는데 먹는 것 정도는 신경 쓰지 않고 즐기고 싶다.""먹고 싶은 그 순간에 마음껏 먹고 싶다.""맛있게 먹고 마시며 스트레스를 풀고 싶다." 이렇게 생각하는 사람들도 물론 이해는 간다. 먹는 데서 즐거움을 찾는 게 나쁘다는 뜻도 아니다. 그러나 먹는 즐거움만 추구하는 식사가 매일 이어진다면 이야기는 달라진다. 물론 좋아하는 음식을 마음껏 먹는 일이 자유롭고 매력적인 일처럼 느껴질 수 있다. 하지만 우리 몸이 흡수하는 영양에 불균형이 생긴다는 사실은 부정할 수 없다. 영양의 치우침이 몸에 긍정적으로 작용한다면 더할 나위 없이 좋겠지만 아쉽게도 그런 일은 거의 없다. 장기간 영양 불균형이 이어지면 결국 생활 습관병을 불러온다. 상태가 심해지면 결국 응급 의료의 도움이 필요하다.

건강하지 않아도 의욕 넘치는 나날을 보낼 수 있다고 생각하는가? 그런 상태로는 결코 최상의 컨디션을 기대하기 어렵다. 인생의 가성비가 최악으로 떨어진 뒤에 '건강'에 대한 투자를 떠올리면 그때는 이미 늦다.

균형 잡힌 식사로 건강 자산을 쌓는다

막상 영양 최적화에 첫걸음을 내디디려 해도 어떤 정보를 어디서 어떻게 얻어야 할지 망설여진다. 어떤 정보가 신빙성이 있는지, 자신에게 필요한 정보가 무엇인지, 어떤 것을 해야 하고 어떤 것을 피해야 할지······. 영양 의학이 아직 발전 단계에 있는 일본에서는 이러한 질문에 적확한 답을 줄 만한 사람이나 기관이 흔치 않다. 그래서 이 책을 썼다. 지금까지 공부하며 얻은 영양학 지식과 최신 과학 자료를 모두 담았다. 특히 노화에 대처하는 '항노화 의료'의 올바른 지식과 전문성을 바탕으로 인생 최고 효율을 만들어 내는 식사법을 소개했다.

여태껏 즐겨 왔던 익숙한 식습관을 모조리 바꿔야 할지도 모른다. 아쉽기도 하고 망설여지기도 할 것이다. 그럴 때는 이 책을 처음 집어 들었을 때의 마음을 떠올리자. 모든 노력은 건강 자산이 되어 인생의 가성비를 극대화하는 몸 상태, 즉 최대 이익을 얻기 위한 투자임을 기억하자. 반드시 목표에 이르리라는 신념을 품고 이 책의 여정에 끝까지 동참해 주길 바란다.

미쓰오 다다시

차례

제1장

수익률이 가장 높은 투자는 '식사'다

제2장
투자가 되는 식사의 실천

제3장

효율을 최대치로 끌어올리는 식사법

제4장

먹지 않는 투자

일러두기
: 본문의 인명, 지명 등은 국립국어원 외래어 표기법에 따랐습니다.

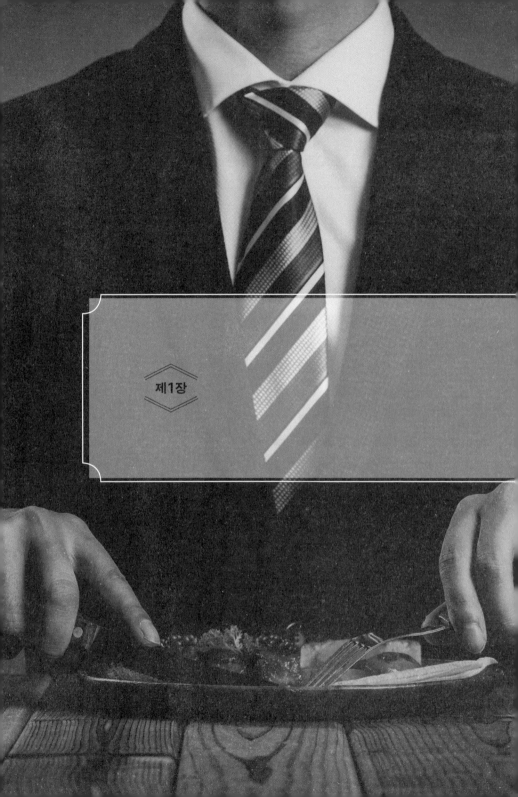

제1장

수익률이 가장
높은 투자는 '식사'다

○

영양에 투자하지 않는
현대인들

"항상 피곤해."

　현대인의 상태를 한마디로 가장 잘 표현한 말이 아닐까? '푹 자고 일어나도 머릿속이 늘 안개 낀 듯 뿌옇다.' '할 일이 산더미처럼 쌓여 있는데 도통 의욕이 생기지 않는다.' 많은 현대인이 이렇게 투덜대며 저마다의 방식으로 피곤에 맞서고 있다. 어떻게든 이 문제를 해결하고 싶은데 무엇부터 시작해야 할지조차 모른다.

　반면 경영자나 관리자 중에는 넘치는 에너지와 번뜩이는 아이디어로 맡은 업무를 효율적으로 해내는 경우가 적지 않다. 업무량이며 직급에 따른 책임감이 여간 무거운 게 아닐 텐데 어쩜 그리 활력이 넘칠까? 그저 피곤과 싸우기에 급급한 사람과 넘치는 활력으로 인생의 행복을 노래하는 사람 사이에는 대체 어떤 차이가 있을까? 답은 분명하다. 식사를 대하는 자세가 하늘과 땅 차이다.

- 컨디션이 쉽게 망가져서 업무에 차질이 생긴다.
- 기운이 없고 의욕이 나지 않는다.
- 아침에 겨우 눈을 뜨고 회사에서도 축 처져 있다.
- 집중력과 주의력이 부족하고 실수를 연발한다.

앞서 소개한 설명에 해당하는 사람들은 자신의 영양 상태를 살펴볼 필요가 있다.

많은 사람들이 아무리 바빠도 식사는 거르지 않는다며 항변할지도 모른다. 하지만 애당초 '끼니만 때우면 된다.' '배만 채우면 된다.'라는 생각은 틀렸다. 현대 사회는 편의점이나 마트에만 가도 포장을 뜯어 바로 먹을 수 있는 간편 식품이 넘쳐 난다. 그러나 편리함에 취해 이런 레토르트 식품만 섭취하면 정작 몸에 필요한 영양소는 부족하고 불필요한 영양소만 과잉인 현대판 영양실조에 빠지고 만다. 스스로 현대판 영양실조의 위험도를 측정할 수 있는 체크 리스트를 소개하니 자신의 상태를 확인해 보자.

만성 피로의 원인은 영양 부족

'현대판 영양실조' 체크 리스트

□ 편의점, 마트에서 레토르트 식품을 자주 사 먹는다.

□ 가공식품을 살 때 영양 성분 표시를 보지 않는다.

□ 발효 식품(된장, 청국장, 절임 음식, 김치, 요구르트)을 적게 먹는다.

□ 밥, 면, 빵을 매우 좋아한다.

□ 매일 달콤한 간식을 먹는다.

□ 매일 쾌변을 보지 못한다.

□ 피부가 자주 거칠어진다.

□ 피곤이 풀리지 않고 늘 나른하다.

□ 식후에 졸음이 쏟아질 때가 많다.

□ 잠을 푹 못 잔다.

□ 머릿속이 안개 낀 듯 뿌옇고 개운하지 않다.

□ 자주 기분이 가라앉고 짜증이 난다.

몇 개 항목에 해당하는가? 12개 항목 중에서 4개 이상이면 노란 불, 8개 이상이면 빨간불이다. 모든 항목이 내 얘기라면 생활 습관병의 씨앗을 품고 있거나 이미 증상이 시작됐을 확률이 높다.

레토르트 식품과 가공식품은 화학 첨가물을 다량으로 포함하고 있는 반면 우리 몸을 움직이는 데 반드시 필요한 비타민이나 미네랄 함유량은 극히 적다. 그만큼 발효 식품을 챙겨 먹지 않으면 바람직한 장내 환경을 유지하기 어렵다. 여기에 밥과 빵, 달콤한 음식 등 과도한 당질 섭취가 더해지면 피로감이 더욱 심해진다.

당질을 포함한 식품이 식이 섬유를 얼마나 함유하고 있느냐에 따라 혈당치를 높이는 속도는 매우 달라진다. 그 지표를 당 지수(GI, Glycemic Index)라 한다. 포도당의 당 지수를 100이라 했을 때 흰밥은 88, 흰 빵은 90이며 이 당 지수가 높을수록 혈당은 빠르게 올라간다. 혈당치가 높아지면 몸은 인슐린을 대량으로 분비해 혈당을 급격히 낮추려 한다. 결과적으로 혈당이 심하게 변동하면서 나른함, 졸음, 짜증 등이 나타난다.

혈당의 급격한 변화와 장내 환경 악화, 미네랄 부족은 머지않아 정신 건강에도 악영향을 끼친다. 특히 앞서 소개한 체크 리스트의 여러 항목은 현대인의 흔한 생활 습관과 몸 상태를 단적으로 보여준다. 이러한 악순환이 몇 년씩 이어지면 생명을 위협하는 병으로 발전할 수 있다. 간단과 편리라는 이익만을 좇는 태도가 결국 건강 악화라는 돌이킬 수 없는 손실로 이어진다.

○
현대인의 생산성은
메뉴 고르는 힘에 달려 있다

일본 생산성 본부가 발표한 '노동 생산성 국제 비교 2018'에 따르면 일본의 노동 생산성은 경제협력개발기구(OECD) 36개국 중 20위에 머물렀다.(동일한 조사에서 한국은 일본보다 낮은 28위에 그쳤다.—편집자) 현재 사회 곳곳에서 다양한 변화를 꾀하고 있는데도 업무 방식이 급진적으로 바뀌지 않는 가장 큰 이유는 이처럼 낮은 생산성 때문일 것이다.

생산성을 높이려면 다양한 노력이 필요하겠지만 그중에서도 노동자 개개인의 영양 상태 개선이 꽤 중요하다. 늘 몸이 무겁고 머리가 멍한 사람과 가뿐한 몸과 개운한 정신으로 활발하게 두뇌 활동을 하는 사람의 생산성이 차이 나는 것은 어쩌면 당연하다. 매일 바쁜 일상에 쫓겨 영양은 뒷전으로 한 채 간편식만 고집해 온 사람들에게 강력히 권한다. 오늘부터는 모든 먹거리를 자신에 대한 투자로 인식하고 꼼꼼하게 따져 보고 선택하라.

앞서 언급했듯 현대 사회에서는 가공식품이나 간편식, 설탕이 잔뜩 든 당질 과잉 식품을 어디서나 흔히 접할 수 있기에 그저 눈에 보이는 대로 생각 없이 음식을 섭취하기 쉽다. 하지만 이런 태도로는 결코 건강을 지킬 수 없다. 너무 바빠서 가공식품을 먹을 수밖에 없을 때에는 적어도 상품 뒷면에 적힌 영양 성분표를 확인하고 가능한 한 식품 첨가물이 적게 들어 있는 음식을 고른다. 시간이 없어서 아침 식사를 거른 날에는 점심으로 다양한 반찬을 곁들인 메뉴를 택하자. 회식이 연달아 잡힌 주에는 주말에 갖은 채소로 끓인 수프를 섭취해 위와 장을 쉬게 한다.

자신의 몸에 어떤 음식이 들어가고 있는지 정확히 파악해야 한다. 이전에 먹은 음식을 고려해 앞으로 먹을 음식을 선택하는 과정, 즉 스스로의 의지로 투자가 되는 메뉴를 고르는 자세만 잘 갖춰도 식생활의 질이 완전히 달라진다.

영양 상태를 최적화하기로 결심했다면 적극적으로 비타민과 미네랄을 섭취하길 당부하고 싶다. 식사를 통한 영양 섭취도 중요하지만 음식만으로는 한계가 있다. 이때는 영양 보충제를 활용하길 권한다. 영양 섭취를 집짓기에 비유하자면 비타민과 미네랄은 구조물을 지탱하기 위한 기초 공사에 해당한다. 기반을 제대로 다져 놓지 않으면 그 위에 어떤 집을 올리든 불안정할 수밖에 없다. 비타민과 미네랄이 부족하면 우리 몸도 제 기능을 할 수 없다.

몸의 기초가 되는 영양소가 부족하면 세포 활동이 제한되면서 우리가 살아가는 데 필요한 에너지를 생산하는 데도 문제가 생긴다. 나른함, 피곤함, 수족 냉증처럼 현대인을 괴롭히는 원인 불명 증상들은 사실 세포가 에너지를 생산하는 과정에 문제가 생겼다는 신호인 경우가 많다. 정기적으로 건강 검진을 받고 혈액 검사를 해도 이러한 질환에 대해 의사가 구체적으로 설명해 주는 경우는 거의 없다. 실제로 일반 건강 검진에서 비타민과 미네랄 섭취량까지 세세하게 확인하지는 않는다. 사실 건강 검진의 목표는 주로 병을 발견하는 데 있다. 건강을 유지하기 위해 실시하는 경우는 흔치 않다. 게다가 검사 결과 비타민과 미네랄을 비롯한 영양소 부족이 나타나도 그것이 병으로 발전하지 않는 한 문제 삼지 않는다.

일본 정부는 5년마다 '일본인 식사 섭취 기준'(우리나라 보건복지부에서 발표하는 '한국인 영양소 섭취 기준'과 비슷하다.—옮긴이)을 발표하는데 여기서 제시하는 영양소 수치는 병에 걸리지 않기 위해 섭취해야 할 최솟값이다. 저공비행으로 매일 조금씩 나아가기 위한 최소한의 목표에 지나지 않는다. 단순히 병에 걸리지 않는 게 목표라면 최솟값을 따라도 상관없다. 하지만 이 책을 선택한 독자라면 분명 다른 것을 원하리라 생각한다.

우리의 목표는 업무 효율 극대화를 통한 최고의 성과다. 이는 정부 지침이나 영양학을 숙지하지 못한 의사들의 판단에 그저 나를 맡기는 것으로는 결코 얻어지지 않는다.

○

현대판 영양실조,
그 원인과 위험

현대판 영양실조의 원인을 한 단계 더 깊이 살펴보자.

첫째로 영양을 쓸데없이 소비하는 경우로 영양을 얻기 위해 섭취한 음식이 오히려 영양을 소진하게 하는 상황이다. 대표적인 예가 바로 현미에서 겨를 제거한 가공식품 백미 섭취다.

기술과 경제가 발달하면서 현미 대신 백미가 널리 보급된 에도 시대에는 비타민B1(티아민)이 부족할 때 발병하는 각기병이 크게 유행했다. 비타민B1은 체내에서 당질이 분해될 때 꼭 필요한 영양소로 많은 양의 당질을 섭취하면 자연히 비타민B1이 부족해진다. 현미는 원래 비타민B1이 풍부한 영양원으로 자연의 먹거리 그 자체에 자가 분해에 필요한 영양소를 내포하고 있다. 하지만 인간이 맛과 식감 등을 이유로 가공하면서 필수 영양소가 제거되었다. 이러한 문제는 설탕과 밀가루 등 다른 정제 식품에서도 똑같이 발생한다.

비타민과 미네랄은 체내 대사에 폭넓게 관여하며 끊임없이 소비되므로 만성 부족이 일어나기 쉽다. 특히 하얗게 정제한 가공식품을 섭취하면 영양 부족 문제가 더욱 심각해질 수 있다.

현대판 영양실조를 악화하는 또 다른 요인도 있다. 비타민과 미네랄의 보고였던 채소와 과일마저 토양이 악화되거나 편이성 제고를 위해 품질을 개량하면서 영양소 함유량이 크게 떨어진 것이다. 실제로 50년 전에 비해 채소와 과일의 영양소 함유량이 급감했다는 보고도 있다.

덧붙이자면 예전에는 채소와 과일을 수확해서 바로 먹는 경우가 흔했다. 하지만 유통 수단이 발달한 오늘날 도시에서는 그런일이 드물다. 게다가 물자가 유통되는 과정에서 영양소가 더 쉽게 감소한다. 부지런히 채소를 챙겨 먹어도 충분한 양의 비타민과 미네랄을 섭취하기 어려운 이유가 바로 여기에 있다.

백미처럼 정제된 가공식품을 많이 먹거나 잦은 외식 등으로 채소 섭취가 줄어들면 식이 섬유가 부족해져서 장내 환경의 균형이 깨진다. 장내 환경이 나빠지면 배출되어야 할 불필요한 물질이 체내에 쌓이면서 온몸을 구성하는 세포에 악영향을 끼친다. 다양한 원인이 복합적으로 얽혀 발생하는 현대판 영양실조는 다음과 같은 증상과 질환을 불러온다.

- 현기증, 어지럼증, 두통, 어깨 결림, 나른함, 불면, 우울감 등 원인 불명의 증상 및 질환
- 수족 냉증 → 비만
- 동맥 경화 → 뇌졸중
- 당뇨병 → 치매
- 면역력 저하 → 암

○
혈압, 콜레스테롤, 혈당과
식사의 관계

영양 불균형으로 생기기 쉬운 질환으로 고혈압, 심장 질환, 당뇨병을 꼽는다. 각 질환의 진단 기준은 혈압, 콜레스테롤, 혈당치다. 어떤 상황에서든 기준치를 초과하면 절대 안 된다는 식의 주의를 익히 들어 왔던 터라 대개의 경우 조금만 수치가 높아져도 당장 약을 써서 정상 수준으로 회복하려 한다.

그러나 최근 기준치에 관한 상식이 일부 뒤집혔다. 최신 정보는 어떤 종류든 생활에 스며들어 상식이 되기까지 다소 시간이 걸린다. 그래서 여전히 오래된 건강 정보가 텔레비전이나 잡지, 인터넷에 그럴듯하게 소개되고 어떨 때는 의료 관계자조차 한발 뒤처진 지식으로 환자 생활을 지도한다.

지금부터 소개할 내용은 영양과 관련 깊은 세 가지 질환에 관한 최신 정보다. 잘못된 건강 상식에 속지 않도록 알아 두자.

최고 혈압은 나이+90 이하

결론부터 말해 개인적으로 최고 혈압(수축기 혈압)의 수치가 나이+90 이하면 크게 문제가 없다고 생각한다. 최근에는 한창 일할 나이인 장년층도 고혈압으로 고민하는 경우가 많은데 고혈압의 기준을 다시 확인해 볼 필요가 있다. '나이+90 이하'를 정상치로 볼 때 45세는 $135mmHg$, 50세는 $140mmHg$, 60세는 $150mmHg$가 고혈압 경계선이며 이 수치는 지금까지 정상이라 여기던 범위보다 약간 높은 편이다.[*]

혈압은 온몸 구석구석에 혈액을 보내 몸속 기관이 제대로 기능하고 건강한 상태를 유지하도록 돕는다. 이토록 중요한 역할을 하는 혈압을 약으로 지나치게 낮추면 어떻게 될까? 결국 뇌의 혈류

---

[*] 저자는 60세 이상 노인의 고혈압 기준을 약간 높게 제시하고 있다. 우리나라의 경우 수축기 혈압이 $140mmHg$ 이상이거나 이완기 혈압이 $90mmHg$ 이상이면 고혈압이라 진단한다. 노인들의 고혈압 진단 기준치를 완화해야 한다는 의견도 있지만 최근 우리나라 국립 보건 연구원 연구 결과 목표 혈압을 적극적으로 낮춰 치료한 그룹이 통상적인 치료를 받은 그룹에 비해 심혈관 질환 발병률이 20%, 심혈관 질환 사망률이 35% 낮았다. 미국의 경우 수축기 목표 혈압을 $130mmHg$로 낮추는 등 우리나라보다 더 적극적인 지침을 제시한다. 80세 이상의 건강한 노인은 $160mmHg$를 넘지 않도록 관리해야 하지만 80세 미만은 혈압을 철저히 관리하는 편이 합병증 예방에 도움이 된다.— 감수자

<u>량이 감소한다.</u> 즉 뇌 기능이 저하해 업무 효율이 오히려 떨어지는 것이다. 혈관도 근육이나 관절처럼 나이가 들수록 노화로 기능이 약해진다. 그러니 어느 정도 동맥 경화가 진행되는 것은 자연스러운 일이다. 다만 당뇨병을 앓는 사람은 그렇지 않은 사람보다 동맥 경화 진행 속도가 빠르다.

무엇보다 외식 위주의 식생활을 점검해야 한다. 외식을 하다 보면 아무래도 염분을 과다 섭취하기 쉽다. 염분을 과다 섭취하면 혈압이 올라가므로 평소 간장이나 소금 같은 조미료를 적게 사용하는 습관을 들이는 것이 중요하다. 염분 섭취를 높이는 대표 메뉴는 갈비와 초밥이다. 동물성 지방과 소금의 조합이 동맥 경화를 유발하고 고혈압의 원인이 된다. 이는 교토 대학교 야모리 유키오 교수의 역학 조사로 이미 밝혀졌다. 반면 녹색 채소에 다량 함유된 마그네슘은 혈관 벽의 근육을 이완해 고혈압을 예방한다. 육류를 먹을 때 채소도 듬뿍 먹어야 고혈압을 예방할 수 있는 이유다.

고혈압의 원인으로 주의 깊게 살펴봐야 할 것이 또 있다. 바로 '인'이다. 회식이 잦거나 인스턴트식품을 자주 먹을수록 인 섭취량이 늘어난다. 평소 이런 식품을 가까이하는 사람이라면 1년에도 여러 번 혈액 검사로 혈중 인 농도를 확인해 봐야 한다. 혈중 인 농도는 보통 $3.5mg/dl$ 이하이고 $4.0mg/dl$ 이상이면 고혈압 위험성이 증가할 뿐 아니라 심근 경색에 걸릴 확률이 50% 높아진다는 연구 결과도 있다.

등 푸른 생선을 적게 섭취하는 사람도 고혈압 위험군이다. 등 푸른 생선에 함유된 에이코사펜타엔산(EPA, Eicosapentaenoic Acid)은 혈액 순환을 돕는다. 이런 음식을 자주 먹지 않는 사람은 혈액의 점성이 높아져서 피가 순환하지 못한다. 이때 우리 몸은 혈류를 유지하기 위해 자연스럽게 혈압을 높인다. 생선에 들어 있는 아미노산과 미네랄이 혈압을 낮추므로 고혈압을 예방하려면 고기보다 생선을 즐겨 먹어야 한다.

내장 지방이 증가하는 것도 문제다. 내장 지방에서 혈압을 높이는 물질이 만들어지고 이 물질이 온몸을 돌아다니면 혈압이 올라간다. 취침 전 당질을 많이 섭취하면 내장 지방이 늘어나서 고혈압이 발생할 수 있다. 그래서 체중 감량만 했을 뿐인데 혈압이 낮아지는 사례가 꽤 흔하다. 실제로 배가 나오기 시작하면 고혈압에 주의해야 한다. 고혈압을 진단받았다면 곧바로 약에 의존하기보다 먼저 식생활을 바꿔 보기를 권한다.

콜레스테롤 수치는 적정 수준까지만 낮춘다

LDL과 HDL은 총 콜레스테롤과 더불어 건강 검진에서 반드시 확인하는 지질 단백질 수치다. 저밀도 지방 단백질(LDL, Low Density Lipoprotein), 고밀도 지방 단백질(HDL, High Density Lipoprotein)

이라는 정식 명칭보다 LDL은 나쁜 콜레스테롤, HDL은 좋은 콜레스테롤이라는 표현이 더 친숙하다. 그러나 정작 용어의 의미를 정확히 이해하는 사람은 그리 많지 않다. 본래 콜레스테롤 자체에는 좋고 나쁨이 없다. 몸을 이루는 세포를 만들거나 호르몬과 비타민 D의 원료가 되는 등 건강 유지에 중요한 역할을 할 뿐이다.

그렇다면 대체 LDL과 HDL은 무엇일까? LDL과 HDL은 지방 단백질로 이루어져 있으며 콜레스테롤과 중성 지방을 운반하는 트럭 역할을 한다. LDL은 콜레스테롤을 간에서 몸의 세포로 운반하고, HDL은 콜레스테롤을 세포에서 간으로 돌려보낸다. 식생활이 흐트러지면 LDL이 증가하고 생활 습관을 개선하면 HDL이 증가하는 구조다. 다만 유전적으로 LDL이 높고 HDL이 낮은 사람도 분명히 있다. 그러니 검사 결과를 제대로 판단하기 위해서는 의사의 조언에 귀 기울여야 한다.

LDL이 나쁜 콜레스테롤로 불리는 이유는 LDL이 높으면 심근경색 등 혈관이 막히는 병에 걸리기 쉽다고 알려졌기 때문이다. 그러나 최신 의학 연구에서는 '높은 LDL=심근 경색'의 개념이 아니라 '높은 LDL+염증=심근 경색'이라는 사실을 밝혀냈다. 그러니 LDL이 높다고 해서 바로 약을 먹을 필요는 없다. 염증이 생기지 않도록 생활 습관에 유의하는 편이 훨씬 중요하다.

LDL이 높다면 우선 현재의 식생활과 운동 습관 등 생활 방식을 점검하자. 당질과 동물성 지방의 과다 섭취는 LDL을 높이는 주범이다. 바로 얼마 전까지 LDL 수치가 130mg/dl 정도로 괜찮았는데 겨우 반년 사이에 200mg/dl 가까이 상승한 환자도 있다. 매일 달콤한 커피우유를 두 잔 이상 마시기 시작한 게 LDL이 높아진 원인이었다.

물론 생활 습관을 개선해도 LDL 콜레스테롤이 내려가지 않는 사람도 있다. 이런 경우에는 대개 '스타틴'(Statin)이라는 약을 처방해 콜레스테롤을 낮춘다.

스타틴 제제는 효능이 뛰어난 약이다. 간에서 콜레스테롤을 만들어 내는 효소를 차단해 LDL 수치를 떨어뜨린다. 하지만 이런 작용 기제가 간에서 만들어지는 코엔자임 큐텐(Coenzyme Q10) 생성을 억제하는 부작용이 나타날 수도 있으니 주의가 필요하다. 코엔자임 큐텐은 항산화 물질로 몸에서 만들어지는 자연 방부제다. 스타틴 제제 복용으로 코엔자임 큐텐이 부족해지면 근육 장애 같은 부작용이 생기기도 하는데 이럴 경우 주치의와 상담해야 한다. 이때는 스타틴 제제와 다른 기전으로 콜레스테롤을 낮추는 에제티미브(Ezetimibe, 고지혈증 치료제 중 하나로 소장에서 콜레스테롤이 재흡수되는 과정을 억제한다.—편집자)로 처방을 달리하는 것이 효과적이다.

혈당치의 급격한 변화를 피한다

혈당이란 체내 혈액 속에 포함된 포도당(Glucose, 글루코스)을 의미한다. 이 포도당의 농도를 가리키는 말이 혈당 수치, 즉 '혈당치'다. 본래 우리 몸은 혈당치를 정상으로 유지하려는 성질이 있기 때문에 음식으로 섭취한 당질에 반응해 혈당 농도가 상승하면 인슐린이라는 호르몬이 췌장에서 분비되어 상승한 혈당치를 신속하게 낮춘다. 그러나 과식, 편식, 불규칙한 생활, 운동 부족이 오랫동안 이어지면 불필요한 당질이 혈액에 머무르는 고혈당이 일어난다. 고혈당 상태가 장기간 이어지면 췌장 기능이 저하되어 인슐린 분비량이 부족해지거나 인슐린 저항성이 커진다.* 이때 찾아오는 병이 바로 당뇨병이다.

고혈당은 우선 피해야겠지만 그렇다고 혈당이 낮다고 무조건 좋은 것은 아니다. 오히려 혈당치가 $60mg/dl$ 이하로 내려가는 저혈당 상태가 되면 업무 효율이 현저히 떨어진다. 집중력과 사고력이 저하되는 것은 물론이고 무기력, 초조함, 현기증, 식은땀, 손 떨림 등의 증상이 나타난다. 그야말로 몸이 방전되는 셈이다.

혈당치 상승에 직접적인 영향을 미치는 성분은 당질뿐이다. 즉 적절한 음식을 올바른 방식으로 섭취하면 어렵지 않게 혈당치의

---

* 인슐린 분비량이 정상이어도 효과가 적은 현상을 의미한다.— 감수자

급격한 변화를 막을 수 있다. 따라서 생활을 개선하기도 전에 오로지 약에 의존하는 안이한 방법은 예상치 못한 위험한 상황을 가져오므로 주의해야 한다.

당뇨병 치료제인 'SGLT2 억제제'가 대표적인 예다. 이 약은 일본에서 2014년부터 처방이 허용되었는데(국내에서도 2014년부터 처방이 시작되었다.—옮긴이) 콩팥에 작용해 몸속의 과다한 포도당을 소변으로 배출하는 효과가 있어 일명 '살 빼는 약'으로 화제를 모았다. 이후 많은 제약 회사가 잇따라 비슷한 약을 개발해 발매를 시작하면서 본래 용도와 달리 다이어트에 목적을 두고 약을 복용하는 사람도 나타났다. 하지만 약이 판매되기 시작한 지 5년 후, 미국 식품의약국(FDA)이 SGLT2 억제제 복용에 주의를 기울이라고 경고했다. SGLT2 억제제를 복용하는 환자는 다른 당뇨병 치료제를 사용한 경우에 비해 회음부 괴저(Fournier's gangrene)가 발병할 위험이 크다는 이유였다.

회음부 괴저는 회음부 괴사성 근막염으로 남성에게 주로 나타나는 질병이다. FDA는 2013~2018년까지 5년간 SGLT2 억제제를 복용한 환자에게 회음부 괴저가 발병한 사례가 총 열두 건 보고되었다고 밝혔다. 반면 다른 당뇨병 치료제를 복용 중인 환자에게 회음부 괴저가 나타난 사례는 지난 30년간 단 여섯 건에 그쳤다. 연간 발병률만 따져도 12배 이상 높다. 게다가 그 여섯 건 모두 남성에게서 발병했던 것과 달리 SGLT2 억제제와 관련한 회음부 괴저는 열두 건 중 다섯 건이 여성에게서 나타났다. 이는 지금까지 알려진 회음부 괴저의 특성과 명백하게 다르다.

사실 SGLT2 억제제가 인가를 얻은 2013년 당시부터 요로 감염 같은 합병증이 우려된다는 목소리가 끊임없이 나왔다. 소변으로 포도당 배설을 촉진하는 기전 때문이다. 분명한 점은 이 약이 당뇨병 치료제라는 것이다. 혈당 조절이 쉽지 않고 그저 살이 쪘다는 이유로 무턱대고 사용해서는 안 된다는 사실을 명심하자.

'약 먹으면 괜찮아.'라는 말은 그 순간만을 한정한다. 이러한 태도가 방심을 낳고 결국에는 건강 자산의 파산을 초래한다.

생활 습관을 개선하지 않고 약으로 증상을 얼버무리는 태도는 매일 빚을 내어 하루하루 연명하다가 훗날 돌이킬 수 없는 막대한 부채를 떠안는 것이나 다름없다. 언젠가는 그 대가를 치러야 한다. 생명을 담보로 하는 대출인 셈이다. 건강에 큰 손실을 내지 않고 '생활 개선' 항목에 투자하면서 '약(대출)이 필요 없는 몸'을 만들어 가길 진심으로 바란다.

영양실조가
마음을 망가뜨린다

'병은 마음에서 온다.'라는 말이 있듯 몸과 마음은 긴밀히 연결되어 있다. 몸 상태가 좋지 않으면 기분이 가라앉기 마련이고 마음이 심란하면 두통이나 현기증, 어지러움 같은 증상이 나타난다. 물론 이러한 연관성을 그저 착각이라고 해석하는 이도 있다. 하지만 현대판 영양실조가 생활 습관병뿐 아니라 우울증 같은 마음의 병을 일으키는 주된 원인이라는 사실은 이미 여러 연구를 통해 밝혀졌다.

우울증의 주원인은 뇌 신경 전달 물질(신경 세포에서 분비하는 화학 물질로, 신경 세포나 근육에 감각 정보를 전할 때 매개체 역할을 한다.—편집자)의 비활성화다. 예를 들어 행복을 느끼게 하는 호르몬 세로토닌은 수면과 정신 안정에 관여하는 물질로 부족해지면 수면 장애나 불안감 등 부정적인 증상을 일으킨다. 세로토닌의 원료는 필수 아미노산의 일종인 트립토판이다. 필수 아미노산은 몸에서 필요한 만큼 충분히 생성되지 않기 때문에 반드시 음식으로 섭취해야 하며 육류, 생선, 콩류에 다량 함유되어 있다.

그러나 트립토판을 섭취하는 것만으로 세로토닌이 합성되지는 않는다. 합성 과정에는 단백질 대사에 깊이 관여하는 비타민B6와 철분이 반드시 필요하다. 그 밖에 뇌 신경 기능과 연관된 비타민 B12, 신경 전달 물질을 방출하는 데 필요한 칼슘과 마그네슘도 충분히 섭취해야 한다. 바로 이때 비로소 뇌에서 세로토닌이 분비되어 행복을 느낄 수 있다.

이처럼 세로토닌 합성 과정에만 이미 여섯 가지 영양소가 관여한다. 따라서 당질 섭취가 많고 비타민과 미네랄 섭취는 부족한 현대판 영양실조 상태에서는 정신을 안정시키는 신경 전달 물질도 부족해지므로 우울증에 걸리기 쉽다. 이때 우울증을 비롯한 마음의 병을 예방하고 개선하는 데 비타민D 섭취가 유효하다. 이는 다양한 연구로 이미 입증된 사실이다.

실제로 비타민D 수용체는 뇌의 전전두엽 피질(Prefrontal Cortex), 해마, 시상, 시상 하부 등에서 많이 발견된다. 이를 통해 우리는 비타민D가 산화 스트레스로부터 뇌를 보호하고 도파민과 아드레날린 같은 신경 전달 물질의 합성을 돕는다는 사실을 알 수 있다.

비타민D는 사실 비타민보다 호르몬 기능에 더 가깝게 작용한다. 가령 비타민D는 다른 영양소가 들어가지 못하는 혈액 뇌 관문(혈액과 뇌 조직 사이에 존재하는 관문으로 세포 사이가 매우 치밀하다.─옮긴이)을 쉽게 통과하고 세포벽에 있는 세포막을 넘어 핵에 직접 작용한다. 이는 성호르몬과 부신 피질 호르몬 등 극히 제한적인 물질이 보이는 특성이다. 이러한 특수성 때문인지 비타민D는 전 세계 항노화 의학 연구자의 이목을 끌었고 호르몬의 일종으로 각광받게 되었다. 최근에는 그 중요성을 점점 인정하는 분위기다. 게다가 우울증 예방뿐 아니라 염증 억제, 뼈와 근육 강화에도 효과적이며 최근 연구를 통해 암을 예방하고 암의 진행을 막는 효과도 검증되었다.

비타민D는 햇볕을 쬐면 피부에서 합성된다. 음식으로도 섭취할 수 있는데 특히 연어와 등 푸른 생선에 많이 들어 있다. 비타민D를 보충하는 방법은 비교적 간단하지만 꾸준히 실행하기란 그리 만만치 않다. 그래서 대다수 현대인은 비타민D 만성 부족 상태다. 매년 우울증 발병률이 높아지는 현상도 비타민D 부족과 관련이 깊다. 우리 병원에서는 처음 진료를 받는 환자의 비타민D 수치를 반드시 확인하는데 약 80%가 비타민D 부족 상태임을 알 수 있다.

나이가 들수록 피부에서 만들어지는 비타민D 양은 점차 줄어든다. 더욱이 섭취하는 음식량도 줄기 때문에 필연적으로 비타민D의 혈중 농도도 저하된다. 일광욕이나 식사 외 방법으로 비타민D 부족을 채우기 위해서는 영양 보충제(비타민D3)를 활용하는 것이 가장 효과적이다.

20년이나 뒤처진
우리의 영양학

지금까지 숨 가쁘게 일하는 현대인이 직면한 여러 증상을 짚어 보며 다양한 이야기를 나눴다. 혈압이든 콜레스테롤이든 이제껏 상식이라 여겼던 건강 예방법이 사실 착각에 불과하지 않는가? 왜 이런 일이 일어나는 것일까?

첫째, 앞서 언급했듯 일본 의과 대학에서 영양학이 정규 교육 과정에 포함되지 않기 때문이다. 영양학은 의사 스스로 의지를 품고 공부해야만 얻을 수 있는 전문 지식이다. 환자를 상담하며 예방 의료의 중요성을 느끼고 영양 의학의 존재감을 깊이 경험해야만 그 필요성을 느낄 수 있다.

환자가 가까운 병원에서 영양 관련 상담을 쉽게 받을 수 없다는 점도 또 다른 문제다. 일본의 영양학은 세계적 수준과 비교했을 때 적어도 20년은 뒤처져 있다. 한 예로 일본에서는 종종 건강을 위한 식사법을 위한 기준으로 칼로리(열량)를 활용한다. 하지만 나는 그때마다 모순을 느낀다. 우리가 먹는 모든 음식이 전부 칼로리로 소모되지는 않기 때문이다. 인체는 안이 보이지 않는 검은 상자와도 같아서 개인마다 그 상태가 다르고 컨디션도 매일 바뀐다. 칼로리는 참고 대상일 뿐 여기에 전적으로 의지해 음식을 선택하는 것은 바람직하지 않다.

세계 일류 경영인이
실천하는 것

최근 몇 년간 서양 예방 의학 분야에서 가장 인기 있는 주제는 "직장인의 건강을 어떻게 유지할 것인가?"였다.

기업의 높은 생산성과 안정적인 경영 상태를 유지하기 위해서는 노동자의 몸과 마음이 건강해야 한다고 판단했기 때문이다. 건강이 먼저 뒷받침되어야 사원 개개인의 업무 효율을 높일 수 있다. 이를 위해서 기업이 노동자의 건강에 지원을 아끼지 않으면 기업은 생산성을 향상할 수 있다. 그뿐 아니라 최근 사회적으로 문제가 되는 직장인 우울증, 잦은 이직으로 인한 업무 공백과 같은 문제를 방지하는 효과까지 기대할 수 있다.

그렇다면 어떤 부분을 눈여겨봐야 노동자의 심신 상태를 건강하게 관리할 수 있을까? 이에 관해 미국 항공 우주국(NASA)은 '혈당 조절'이라는 답을 내놓았다. 우주 공간에서 활동하는 우주 비행사의 정신력, 주의력, 학습력, 판단력, 소통 능력 등에 혈당이 강한 영향을 끼친다고 발표한 것이다. 이후 미국의 일반 기업에서도 노동자 건강 관리의 주요 항목으로 혈당 조절을 포함하는 움직임이 생겨났다.

점심으로 라면 한 그릇에 밥까지 더해 푸짐하게 먹은 날을 떠올려 보라. 오후가 되면 혈당이 급격히 올라갔다가 내려가는 혈당 스파이크가 일어나면서 졸음과 짜증이 몰려온다. 이런 노동자가 많다면 업무 효율이나 실적은 당연히 떨어질 수밖에 없다. 바꿔 말하면 기업은 노동자의 혈당 관리를 통해 생산성 향상을 기대할 수 있다.

다만, 오늘날 대부분의 기업은 건강 검진을 1년에 단 한 번 시행한다. 심전도 측정, 조영제를 이용한 엑스레이 검사 등 익숙한 방식으로 진행되는 이러한 검사만으로 노동자의 몸과 마음을 건강하게 관리할 수 있을지는 여전히 의문이다.

최근에는 혈액을 채취하지 않고도 혈당 측정이 가능한 휴대용 의료 기구를 만들기 위한 연구가 세계적으로 활발하다. 구글, 아마존, 애플 등 우수한 과학 기술을 보유한 테크놀로지 기업들이

애플리케이션 또는 스마트워치 같은 혈당 관리 기기를 개발하기 위해 앞다투어 투자 중이다. 전 세계적으로 급증하는 당뇨병 환자에게 하루빨리 새로운 도구와 서비스를 제공하고자 함이다. 병원에 가지 않아도, 몸에 바늘을 대지 않아도 스스로 간단히 혈당을 관리할 날이 진정 머지않았다. 비행기 조종사가 비행 전 날숨으로 알코올 농도를 측정하듯 기업에서도 업무 종료 전 노동자가 직접 혈당을 측정하여 자신의 몸 상태를 확인하는 사회가 코앞에 있다.

물론 이러한 방식은 기업이 노동자의 건강 관리를 단속하겠다는 목적으로 이루어져서는 안 된다. 직원 스스로 자신의 건강 상태를 파악하고 건강 관리 주체로 인식하도록 하는 데 의미가 있다.

○

영양 상태 검사는
자신의 상태를 파악하는 정보원

　이 책은 영양을 최적화하기 위한 구체적인 방안을 담고 있다. 이를 올바르게 실천하려면 몸 상태를 정기적으로 살펴야 한다. 현재 자신의 역량을 최대치로 유지하고 싶다면 매년 한두 번 검진을 진행해 스스로의 영양 상태를 정확하게 파악하길 권한다. 혈액에는 평소 식생활이 그대로 나타난다. 혈액 검사를 통해 평소 무엇이 부족하고 무엇을 과잉 섭취하는지를 가시화할 수 있으며 이는 개선점을 찾는 데 유용한 지표가 된다.

　회사에서 건강 검진을 받고 있으니 혈액 검사는 아무래도 괜찮다고 생각하는 사람도 적지 않을 것이다. 그러나 기업이 시행하는 혈액 검사는 예방 의료 전문 기관의 검사에 비해 극히 제한적인 항목만을 포함한다. 일반 건강 검진의 목적 또한 마찬가지다. 주로 병의 유무를 확인하는 데 초점이 맞춰져 있을 뿐 몸과 마음의 건강을 최적의 상태로 유지하기 위한 검사는 아니다. 일반 건강 검진은 주로 혈액, 간, 심장, 혈압, 지방 대사, 종양 표지자(종양 세포로 인해 생성되는 물질로 암 진단이나 병세 경과 관찰에 지표가 된다. ─ 옮긴이) 등의 항목을 포함한다. 반면 안티에이징 검사는 체성분(근육과 지방의 분포), 골밀도, 동맥 경화도, 혈중 비타민 농도, 지방산, 호르몬 과부족 및 유해 금속 농도(모발 분석) 등을 추가로 확인한다. 이런 식으로 다양한 검사를 하면 질환을 발견하는 데서 한 걸음 더 나아가 쉽게 아프지 않는 최적의 몸 상태를 파악할 수 있다.

업무 효율을 최대로 끌어올리기 위해 혈액 검사로 어떤 항목을 확인해야 하는지 조금 더 자세히 살펴보자.

호모시스테인

호모시스테인(Homocysteine)은 단백질 대사 과정에서 생성되는 아미노산의 일종으로 일반인에게 친숙한 물질은 아니다. 우리 건강을 위협하는 강력한 적인 나쁜 아미노산이라 불리기도 한다. 호모시스테인의 혈중 농도가 올라가면 동맥 경화가 일어나 심근 경색과 뇌졸중을 유발하고 치매나 암에 걸릴 위험도 높아진다.

헬스장에서 강도 높은 운동을 하거나 마라톤 또는 철인 경기 같은 몸에 부담이 큰 운동을 즐기는 사람 중에는 보충제 등을 이용해 단백질을 다량으로 섭취하는 경우가 많다. 그러나 단백질을 과잉 섭취하면 호모시스테인의 원료인 메티오닌(Methionine) 섭취가 늘어난다. 결과적으로 호모시스테인 수치를 높이는 원인인 셈이다.

풀코스 마라톤에 참가할 만큼 건강했던 40대 남성이 어느 날 갑자기 심근 경색으로 쓰러졌다. 환자는 평소 건강에 굉장히 신경 쓰는 편이었기에 어째서 자신에게 심근 경색이 일어났는지 궁금했고 결국 병원을 찾았다. 혈액 검사 결과 콜레스테롤과 중성 지방 수치에는 큰 이상이 없었지만 호모시스테인 수치가 이상했다. $24nmol/ml$로 정상치의 3배에 달하는 수준이었다. 그는 평상시 단백질 섭취를 위해 육식 위주의 식사를 했는데 이처럼 건강을 의식한 행동이 호모시스테인의 혈중 농도를 높여 동맥 경화를 일으키고 합병증으로 심근 경색을 불러왔다.

물론 단백질은 우리 몸에 반드시 필요한 필수 영양소다. 그러나 과잉 섭취하면 몸에 염증을 일으켜 생명에 지장을 줄 수 있다. 따라서 적정량을 섭취하는 게 좋다. 지나치게 많이 먹어도, 너무 적게 먹어도 업무 효율에 지장을 준다.

단백질은 기본적으로 닭고기나 생선, 달걀로 섭취하기를 권장한다. 앞에서도 설명했듯 돼지나 소처럼 네발 달린 동물의 고기는 장내 세균총(세균의 집합체— 옮긴이)을 변화시켜 발암 위험을 높이므로 아주 가끔 먹는 정도면 충분하다.

하버드 대학교에서 공부할 때 간혹 의료 관계자 모임에 참석했다. 그런데 그 자리에 네발짐승의 고기 요리가 나온 적은 단 한 번도 없다. 고기는 닭고기, 생선은 연어가 주메뉴였다. 영양에 정통한 사람들이 모이는 자리에는 으레 이런 요리가 식탁을 채운다. 단백질 섭취량은 끼니마다 닭고기나 손바닥만 한 생선 한 토막 정도가 적당하다.

다시 호모시스테인 이야기로 돌아가 보자. 호모시스테인의 적정 혈중 농도는 $10nmol/ml$ 이하다. 만약 호모시스테인 수치가 다소 높더라도 크게 걱정할 필요는 없다. 비타민B6, 비타민B12, 엽산 같은 영양소를 충분히 섭취하면 수치는 다시 적정 수준으로 내려간다. 비타민B6는 마늘, 아보카도, 연어, 정어리에 다량 함유되어 있으며 비타민B12는 바지락 등 조개류에 풍부하다. 닭 간에는 비타민B6와 B12 둘 다 모두 충분히 들어 있다. 엽산은 녹색 채소로 섭취하길 권한다. 이러한 식품을 자주 먹기 힘들다면 영양 보충제를 활용해도 좋다. 비타민B군이 골고루 들어 있는 제품을 선택하면 편리하다.

비타민D

서양에서는 비타민D 섭취를 적극적으로 권한다. 비타민D는 뼈를 튼튼하게 하고 면역력을 높이며 뇌와 신경 기능을 유지하는 데 도움을 준다. 게다가 심혈관 질환과 당뇨병 예방 등 거의 모든 생리학적 기능에 영향을 미친다. 비타민D가 부족하면 몸 상태가 전반적으로 무너지며 업무 효율 또한 떨어진다.

비타민D를 보충하는 방법은 단 세 가지뿐이다.

① 햇볕을 쬔다.
② 연어와 등 푸른 생선을 먹는다.
③ 영양 보충제를 활용한다.

참고로 일본인의 평균 25(OH)D3(비타민D3은 간에서 25(OH)D3으로 전환되며 이러한 형태가 혈액 내 비타민D 양을 측정하는 가장 좋은 지표가 된다.— 편집자) 농도는 $20 \sim 25ng/ml$이지만 이상적인 적정치는 $40ng/ml$ 이상이다.(국민건강 영양조사에 따르면 한국인의 25(OH)D3 평균 농도는 2014년 기준 $16ng/ml$인 것으로 나타났다.— 편집자)

GPT(ALT)

글루탐산 피루브산 전이 효소(GPT, Glutamic acid Pyruvic acid

Transferase)는 간 기능을 확인하는 항목이다. GPT는 온몸에 분포하지만 간세포에 압도적으로 많다.

GPT의 혈중 농도가 높다는 것은 혈액에 손상된 간세포가 있다는 의미다. 반대로 GPT 수치가 너무 낮으면 간세포의 대사 속도가 느려졌다는 뜻이다. GPT 농도는 최소 $18U/I$ 혹은 $20{\sim}25U/I$ 수준을 유지하는 것이 바람직하다.

$18U/I$ 이하는 당질을 분해하고 합성하며 아미노산을 만들 때 필요한 비타민B6가 부족해 간 기능이 떨어진 상태를 뜻한다. 간 기능이 저하되면 신진대사가 원활하지 못하므로 체온이 내려가고 쉽게 피곤을 느낀다. 당연히 일의 능률도 떨어진다. GPT 농도가 $18U/I$로 내려가면 비타민B6가 풍부한 음식을 적극적으로 섭취해야 한다. 앞서 언급했듯 비타민B6는 마늘, 아보카도, 연어, 정어리, 닭 간에 풍부하게 들어 있다.

아연

아연은 무려 200종이 넘는 대사 효소에 관여한다. DNA나 단백질 합성, 시력, 청력, 성호르몬 분비, 면역력 조절 등 신체의 주요 기능과 관련이 깊다. 그래서 아연이 부족하면 빈혈이나 피부염, 면역 기능 장애가 일어나고 그 밖에 중금속 염이 체내에 쉽게 축적되는 체질이 된다. 아연, 카드뮴, 수은은 원소 주기율표에서 모두 12족에 속하는데 이는 원소의 성질이 굉장히 유사하다는 의미다. 따라서 아연 섭취량이 부족하면 필수 미네랄인 아연 대신 카드뮴, 수은 따위의 유해 금속이 체내에 축적된다.

최상의 컨디션으로 최고의 능률을 내고자 하는 직장인이라면 남성 호르몬(테스토스테론)을 유지하는 데도 아연이 효과적이라는 사실을 기억해 두자. 남성 호르몬은 육체 외에도 의욕과 경쟁심, 사회성 같은 정신 활동에 깊이 관여한다. 남성 호르몬의 저하가 삶의 의욕을 떨어뜨리는 경우도 흔하다. 남성뿐 아니라 여성도 체내에서 남성 호르몬이 일정량 분비되는데, 분비량이 부족하면 우울감 등의 증상이 나타난다. 실제로 우울증 때문이라 생각했으나 남성 호르몬 분비가 저하된 상태임을 확인한 사례도 있다.

아연이 풍부한 대표적인 식품은 굴이다. 이 밖에도 정어리 포, 마른 멸치, 치즈, 코코아 등에 많이 포함되어 있다. 체내 아연 농도를 측정할 때는 간 기능 검사 항목에 포함된 알칼리 포스파타아제(ALP, Alkali Phosphatase)라는 효소 값을 지표로 삼는다. 적정 수치는 $200IU/\ell$이며 $150IU/\ell$ 이하는 아연 부족으로 판단한다.

인

인은 우리 몸에 있는 미네랄 가운데 칼슘 다음으로 양이 많다. 몸을 움직일 때 필요한 에너지를 생성할 때나 세포막과 뼈를 만드는 과정에 참여하는 등 우리 몸에 꼭 필요한 영양소다. 단, 과잉 섭취하면 동맥 경화가 일어나기 쉽고 심장 질환에 따른 사망 위험이 50%나 증가한다는 연구 결과가 있다.

우유, 달걀, 생선, 고기, 두부 등 자연식품으로 인을 섭취할 경우 40~50% 정도만 흡수되지만 산도 조절제, 유화제, 인산염이라는 이름으로 식품에 첨가되는 인산 나트륨은 90% 가까이 우리 몸에 흡수된다. 다시 말해 가공식품을 먹는 습관은 인 과다 섭취로 이어질 수 있다.

병원에서 정기적으로 혈액 검사를 받는 50대 여성의 혈중 인 농도가 반년 사이에 급상승한 사례가 있었다. $3.5mg/dl$로 정상 범위였던 혈중 농도가 6개월 후 검사에서 $4.2mg/dl$로 위험 수준까지 올라간 것이다. 평소 식생활은 물론 건강에 관심이 많았기에 본인도 전혀 예상치 못한 결과에 깜짝 놀란 듯했다. 생활에 어떤 변화가 있었는지 이야기를 나누다가 최근 마시기 시작한 단백질 음료가 인산 나트륨을 함유한 사실을 알게 되었다.

제조사에 따라 차이가 있지만 몸에 좋다며 판매하는 건강식품이나 보조제의 첨가물로 인산 화합물을 넣는 경우가 많다. 건강식품을 고를 때도 영양 성분 표시를 꼼꼼히 확인하는 자세를 갖추어야 한다. 이상적인 혈중 인 농도는 $2.5~3.5mg/dl$이다. 콩팥병 같은 기저 질환이 없는데도 인 농도가 $4.0mg/dl$ 이상이면 식생활을 점검해 볼 필요가 있다.

당화 혈색소(헤모글로빈 A1c)

당화 혈색소(HbA1c, Glycated Hemoglobin)는 당뇨병 혈액 검사 시 반드시 포함하는 항목이다. 검사 수치는 적혈구의 헤모글로빈 과 혈중 당 성분이 결합한 당화 단백질 값을 나타낸다. 일본 당뇨 병 학회는 현재 당화 혈색소 수치가 6.5% 이상이면 당뇨병으로 진단하지만 6% 이하로 유지하는 것이 바람직하다.(한국 당뇨병 학회의 당뇨병 진단 기준도 6.5% 이상이다.— 옮긴이)

요즘 당질 과잉 섭취의 위험성이 널리 알려지면서 당질 제한 식 사를 하는 사람도 크게 늘었다. 그런데 매끼 당질 섭취를 주의해 도 혈액 검사에서 혈당치가 높게 나오는 사람이 있다. 그런 사람 의 식생활을 자세히 들여다보면 대부분 밥과 빵 등 탄수화물과 달 콤한 디저트는 피하면서도 당질 함량이 높은 호박이나 감자 같은 뿌리채소, 청량음료를 자주 섭취한다.

사람들은 누구나 스스로 의식하며 음식을 섭취하니 막연히 자 신이 건강하리라고 착각한다. 그럴수록 검사를 통해 현 상태를 정 확하게 파악하고 어떤 음식을 선택해야 할지 짚어 볼 필요가 있다. 특히 당질이 적을 것이라 착각하기 쉬운 숨은 당질에 주의해야 하 는데 건강 자산을 위협하는 숨은 당질 식품은 다음과 같다.

– 달지 않은 과자

간장 센베(간장을 발라 구운 일본 전통 쌀과자 — 옮긴이) 한 장에는 당질이 10g 들어 있다. 보통 각설탕 하나에 당질 3g이 포함되어 있으니 간장 센베 한 장에 각설탕 3개분의 당질이 들어 있는 셈이다. 감자칩 한 봉지의 당질은 45g으로 각설탕 15개 분량과 맞먹는다. 이런 식품은 한번 먹기 시작하면 웬만한 의지로는 멈추기 힘드니 집에 상비하는 일은 되도록 피하자.

– 달지 않은 채소와 과일

고구마 한 개(200g)는 당질 55g, 감자 한 개(100g)는 당질 16g을 함유한다. 찜 요리용으로 크게 자른 호박 한 덩어리(50g)에는 당질이 9g 정도 들어 있다. 식이 섬유가 풍부해 혈당치가 급격히 상승하지는 않지만 섭취하는 당질 양은 변하지 않으므로 혈당을 관리하는 경우에는 적당량만 섭취한다.

– 현미, 통밀빵

현미 한 공기 분량에 당질이 50g, 통밀빵 식빵 크기 한 장에는 26g 들어 있음을 아는가? 흔히 현미나 통밀빵은 당질을 적게 함유한다고 생각하지만 사실 당질 양만 보면 흰밥, 흰 빵과 큰 차이가 없다. 정제하지 않은 곡물이기에 채소처럼 식이 섬유, 미네랄, 비타민 등의 영양소가 풍부한 편인데 그 덕분에 혈당이 완만하게 상승할 뿐이다. 그래도 당질이 많다는 사실은 변하지 않으니 과식은 피하도록 한다.

- 청량음료, 에너지 드링크

'페트병 증후군'이라는 말을 들어 본 적 있는가? 단시간에 당질을 다량 섭취하면 혈당치가 급격히 변화하는데 그 원인이 청량음료인 경우를 말한다. 단맛이 나는 주스나 탄산음료 1컵에는 20~25g에 달하는 당질이 들어 있다. 과즙 100% 주스도 마찬가지다.

많은 직장인이 건강 관리를 목적으로 마시는 채소 주스나 에너지 드링크 역시 주의해야 한다. '채소·과일 100%' 혹은 '무가당'이라는 그럴듯한 표현에 휘둘리기 쉽지만 실상은 그렇지 않다. 식이섬유가 전혀 포함되어 있지 않기 때문에 아무리 채소나 과일을 주원료로 사용한다 해도 실상은 결국 엄청난 속도로 체내에 흡수되는 당 음료일 뿐이다.

에너지 드링크 역시 작은 병 하나에 20g 안팎의 당질을 포함한다. 대부분의 청량음료와 에너지 드링크에 들어 있는 감미료 액상과당도 혈당치를 급격히 높인다. 당 수치를 조절해야 하는 사람은 두말할 것 없고 건강한 사람도 가능한 적게 마시는 편이 좋다.

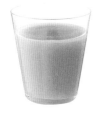

오렌지 주스
(한 잔 200cc)

=

당질 **21.4g**
각설탕 **7개 분량!**

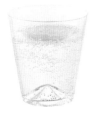

사이다
(한 잔 200cc)

=

당질 **20.4g**
각설탕 **6.8개 분량!**

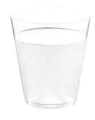

스포츠 음료
(한 잔 200cc)

=

당질 **10.2g**
각설탕 **3.4개 분량!**

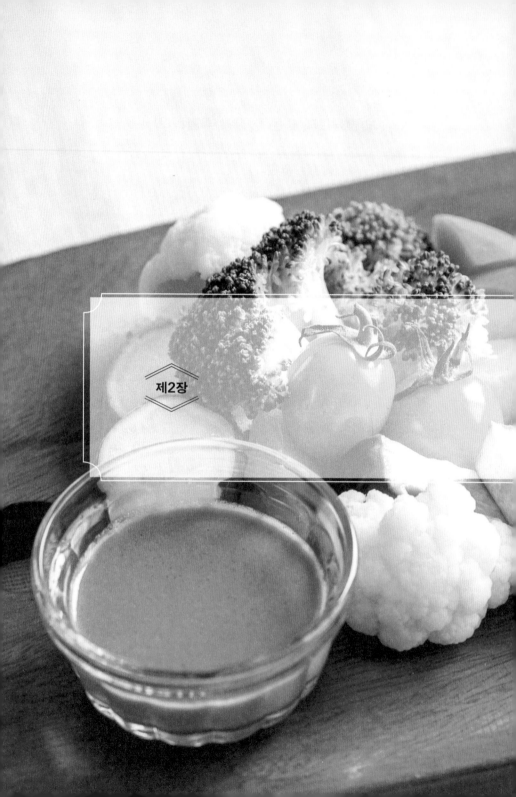

제2장

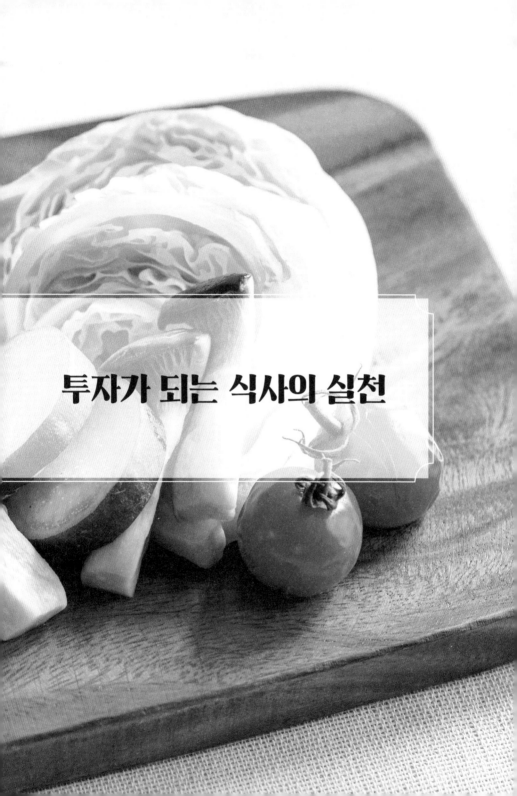

투자가 되는 식사의 실천

매일 낫토 한 팩씩

미생물의 강력한 힘으로 장을 지킨다

낫토는 '슈퍼 푸드'라 불릴 정도로 세계적인 주목을 받고 있다. 낫토균은 미생물 중에서도 최강의 번식력을 자랑하는데 그 위력은 나쁜 장내 세균인 병원성 대장균 O-157의 번식을 막을 정도로 강력하다. 게다가 바이러스를 억제하는 효과도 뛰어나다. 병을 막아 주는 건강 보조제로 매일 낫토를 섭취해 보면 어떨까?

염증과 노화를 억제한다

낫토는 단백질의 일종인 스퍼민(Spermine)을 포함한다. 스퍼민은 세포의 대사를 촉진하고 체내 염증을 줄여 주는 등 이중으로 노화를 방지한다.

혈액 순환 + 암 예방

낫토에 풍부하게 들어 있는 비타민K는 동맥 경화와 골다공증, 암을 예방한다. 나토키나아제(Nattokinase, 콩이 발효될 때 낫토균이 만들어 내는 단백질 분해 효소 — 편집자)는 혈전 용해 효과가 있어 혈액 순환을 도우며 뇌경색, 심근 경색을 예방하는 데도 효과적이다.

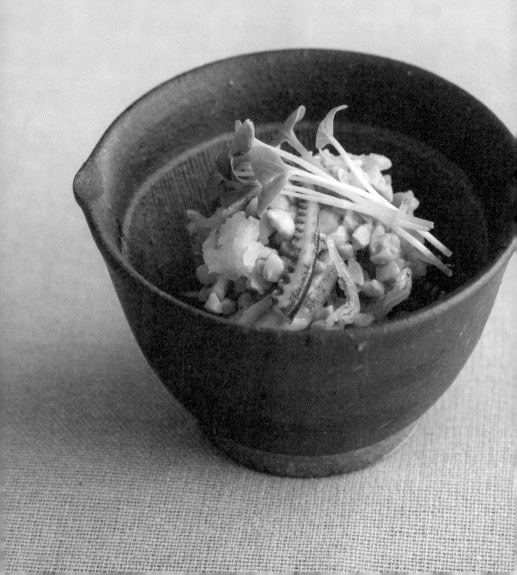

넣고 섞으면 끝!
든든한 밑반찬 완성

오징어와 잔멸치,
간 무를 올린 낫토

열량: 126㎉

◇ Recipe ◇

재료(2인분)
- 낫토 ⋯⋯⋯50g×2팩 (총 100g)
- 간 무 ⋯⋯⋯100g
- 잔멸치 ⋯⋯⋯2큰술
- 삶은 오징어 다리 ⋯⋯⋯30g
- 낫토에 동봉된 간장 소스와 겨자 소스 ⋯⋯⋯2팩 분량
- 무순 ⋯⋯⋯적당량

만드는 법

1. 볼에 낫토를 담고 팩에 들어 있는 간장 소스와 겨자 소스를 넣어 잘 섞는다.
2. 간 무와 잔멸치, 먹기 좋은 크기로 자른 삶은 오징어 다리를 1에 넣고 섞은 뒤 그릇에 담는다. 무순을 위에 얹어 마무리한다.

Point 1
횟감 오징어로 만들어도 맛이 좋다.

Point 2
낫토에 소스가 들어 있지 않다면 간장, 설탕, 가다랑어포 농축액을 섞은 간장 소스(약 3g)와 겨잣가루, 소금을 섞은 겨자 소스(약 1.5g)를 사용한다.(옮긴이)

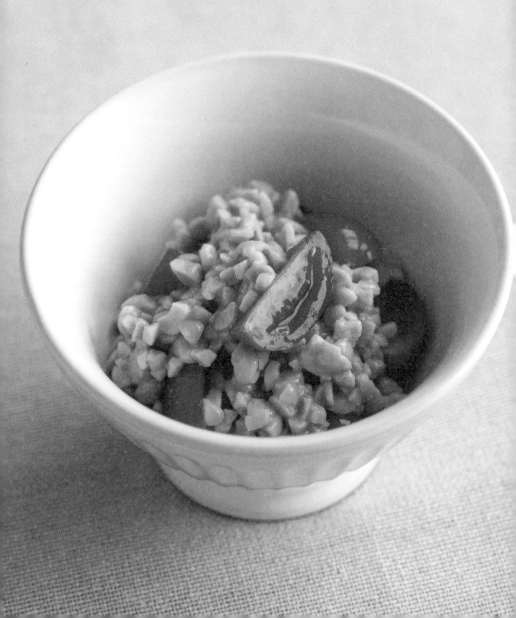

새콤하고
상큼하게

토마토 낫토
초무침

열량: 90 kcal

◇ Recipe ◇

재료(2인분)

- 낫토 ········ 50g×2팩 (총 100g)
- 방울토마토 ········ 4개
- 식초 ········ 1/2큰술
- 낫토에 동봉된 간장 소스와 겨자 소스 ········ 1팩 분량

만드는 법

1. 방울토마토는 꼭지를 따고 4등분한다.
2. 볼에 준비한 방울토마토와 낫토, 식초와 소스를 모두 넣고 섞은 뒤 그릇에 담아 요리를 완성한다.

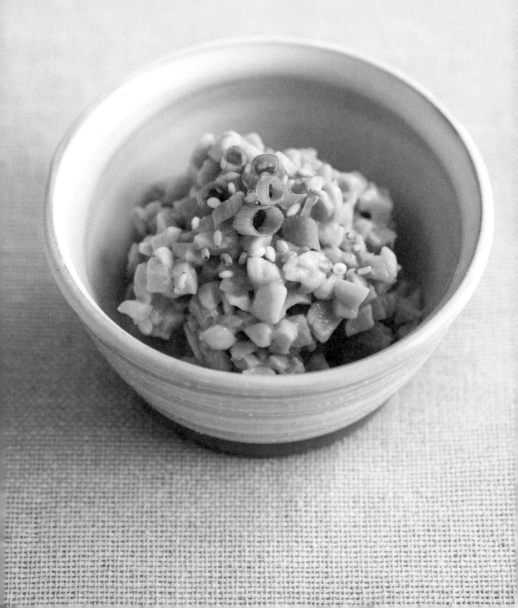

참깨의
고소함을 더하다!

부드러운
참깨 낫토

열량: 100 kcal

◇ Recipe ◇

재료(2인분)

- 낫토 ········ 50g×2팩(총 100g)
- 참깨 페이스트 ········ 1작은술
- 낫토에 동봉된 간장 소스 ········ 2팩 분량
- 쪽파, 참깨 ········ 적당량

만드는 법

1. 볼에 낫토와 참깨 페이스트, 간장 소스를 모두 넣어 섞은 뒤 그릇에 담는다.
2. 참깨와 다진 쪽파를 뿌려 요리를 마무리한다.

Point
원래 레시피에서는 일본 상품인 네리고마 페이스트를 사용했다. 국내에는 유사 상품이 없으나 마른 팬에 깨를 볶은 뒤 올리브유를 약간 넣어 믹서로 갈면 맛과 질감이 비슷하다.(옮긴이)

콩과 콩이 만나
단백질이 듬뿍

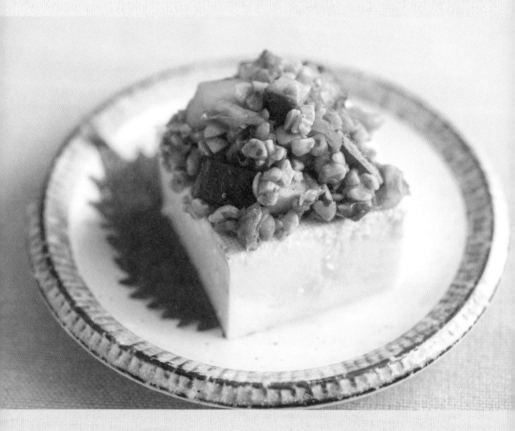

김치, 오이, 낫토를
곁들인 두부

열량: 175㎉

◇ Recipe ◇

재료(2인분)
- 낫토 ········ 50g(1팩)
- 배추김치 ········ 50g
- 오이 ········ 1/4개
- 두부 ········ 200g
- 참기름 ········ 1/2작은술

만드는 법

1. 배추김치는 먹기 좋은 크기로 자른다. 오이는 세로로 이등분하고 1㎝ 두께로 자른다.
2. 1과 낫토, 참기름을 한데 넣고 섞는다.
3. 그릇에 두부를 올린 뒤 2를 얹어 마무리한다.

Point
배추김치 대신 깍두기를 잘라 넣으면 식감이 더욱 살아난다.

어떤 채소라도
잘 어울리는 맛

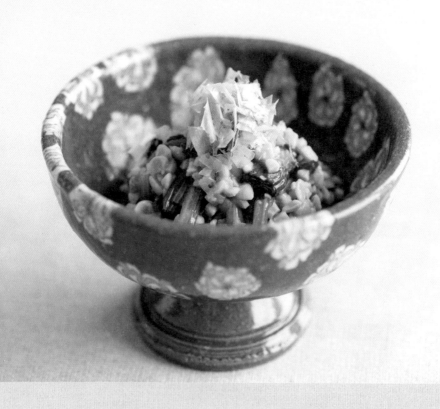

낫토 시금치
폰즈 무침

열량: 90 kcal

— ◇ Recipe ◇ —

재료(2인분)

- 낫토 ········ 50g×2팩(총 100g)
- 시금치 ········ 2포기
- 폰즈 ········ 2작은술
- 낫토에 동봉된 겨자 소스 ········ 2팩 분량
- 가다랑어포 ········ 적당량

만드는 법

1. 시금치는 소금물에 데쳐서 물기를 짠 뒤 3㎝ 길이로 썬다.
2. 낫토에 준비한 시금치와 폰즈, 겨자 소스를 넣고 잘 섞어 그릇에 담고 가다랑어포를 얹어 요리를 완성한다.

Point
시금치 대신 쑥갓, 무청 잎 등 집에 있는 다른 채소를 활용해도 좋다.(옮긴이)

식이 섬유 반찬 만들어 두기

시간이 지나도 영양은 그대로!
넉넉히 만들어 두고 간편하게 즐기기

식이 섬유 1일 권장 섭취량은 남성 20*g* 이상, 여성 18*g* 이상으로 매우 적지만 의외로 결핍되기 쉬운 영양소 중 하나다. 가장 큰 원인은 바쁜 현대인에게 식이 섬유가 포함된 식재료 손질이 다소 부담스럽기 때문이다. 실제로 식이 섬유가 풍부한 채소와 콩, 해조류, 건어물 등은 대부분 요리 전에 밑 손질이 필요해 번거롭게 느껴진다. 이럴 때는 한 번에 넉넉히 만들어두고 먹는 방법을 추천한다. 비타민과 달리 식이 섬유는 시간이 지나도 함유량이 줄지 않는다. 도시락 반찬으로도 활용 가능하고 당질이 많이 포함된 밥과 같이 먹으면 혈당 조절에도 효과적이다.

혈당치를 천천히 올린다

식후 혈당치가 급격히 치솟는 변화는 건강에 악영향을 미친다. 그러니 식사 때 채소를 먼저 먹어 혈당 상승 속도를 늦추도록 하자. 식이 섬유가 풍부한 반찬은 다른 음식에 비해 급격한 혈당 변화를 효과적으로 억제한다.

장이 건강하면 우울증도 멀어진다

식이 섬유는 장내 유익균이 잘 번식하도록 도와 장을 건강하게 만든다. 장이 깨끗해지면 우울증 등 정신 질환 위험이 감소하며 비만이나 당뇨병, 알레르기 등이 완화되는 효과도 기대할 수 있다.

식이 섬유가 풍부한 4대 식품 갖춰 놓기

주말 장보기 목록에 꼭 넣어야 할 식이 섬유가 풍부한 식재료를 소개한다.
보관도 어렵지 않으니 한 번에 넉넉히 사서 반찬으로 만들어 두자.

❶
버섯

버섯에 포함된 다당류인 버섯 키토산은 여분의 지방을 연소하는 데 도움을 준다. 잎새버섯에 들어 있는 알파-글루칸(α-Glucan)은 혈당을 낮추는 작용도 한다. 버섯은 물에 씻으면 풍미가 사라지므로 씻지 않고 그대로 조리한다.

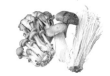

❷
다시마

총 중량의 60%가 식이 섬유인 다시마는 우리에게 익숙한 식재료다. 감칠맛을 느끼게 하는 글루탐산이 풍부해서 어떻게 조리해도 맛이 좋다. 먹기 좋은 크기로 손질한 조각 다시마를 활용하면 요리가 훨씬 간편해진다. 무침이나 절임 반찬을 만들 때 바로 사용 가능하다. 단, 지나치게 많이 섭취하면 갑상선 기능이 저하되므로 주의하자.

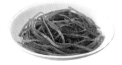

❸
콩

식이 섬유는 물론이고 단백질과 비타민B군, 각종 미네랄이 풍부한 고영양 식품이다. 조리 전 콩을 물에 불리는 것이 부담스럽다면 곧바로 먹을 수 있는 콩 통조림을 활용해도 좋다.

❹
무말랭이

불용성 식이 섬유의 보고인 무말랭이는 생무보다 칼슘과 비타민B군, 철분이 풍부하다. 독특한 식감 덕에 씹는 횟수가 늘어나 포만감을 느끼게 하므로 다이어트에도 효과적이다. 무말랭이는 신선할 때 흰색을 띤다. 노랗게 되기 전에 요리한다.

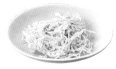

좋아하는 버섯을 섞어
취향대로 요리하기

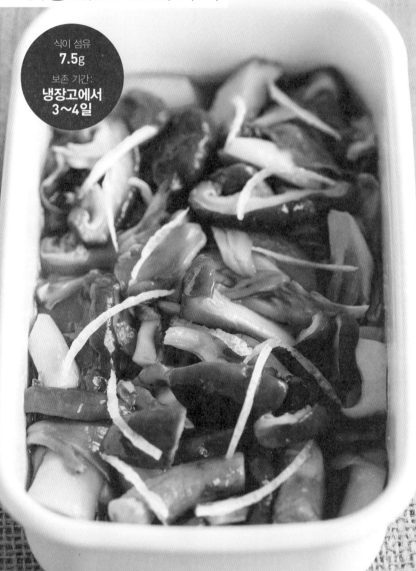

식이 섬유
7.5g

보존 기간:
**냉장고에서
3~4일**

세 가지 버섯
마리네이드

열량: 291 ㎉

◇ Recipe ◇

재료
(만들기 쉬운 분량)

- 표고버섯, 잎새버섯, 새송이버섯 ········ 섞어서 총 200g
- 청주 ········ 1큰술

A
- 올리브유 ········ 2큰술
- 식초 ········ 2큰술
- 유자즙(레몬즙) ········ 2작은술
- 간장 ········ 2작은술
- 유자 후추 ········ 1/2작은술

만드는 법

1. 표고버섯은 기둥을 떼고 얇게 썬다. 잎새버섯은 손으로 찢어 놓고 새송이버섯은 먹기 좋은 크기로 자른다.
2. 1을 내열 그릇에 넣어 청주를 끼얹고 랩으로 살짝 덮어서 전자레인지로 2분 정도 가열한다.
3. A를 잘 섞어 2에 넣고 버무린 뒤 그릇에 담는다. 레몬이나 유자 껍질이 있으면 채 썰어서 위에 올려 요리를 완성한다. 식사 후 남은 요리는 밀폐 용기에 담아 보관한다.

Point
유자 후추는 일본의 '유즈코쇼'라고 불리는 조미료로 말린 유자 가루와 매운 고추, 소금을 섞어 만든다. 구하기 어렵다면 청양고추와 소금, 유자 혹은 레몬 껍질을 10:2:0.5 비율로 섞어 만들어 사용할 수 있다.(옮긴이)

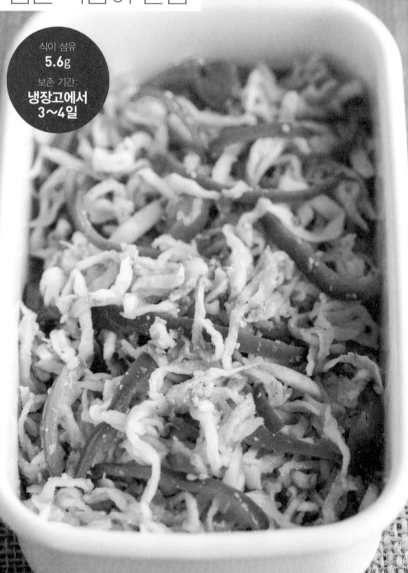

오독오독
씹는 식감이 일품

식이 섬유
5.6g

보존 기간:
**냉장고에서
3~4일**

무말랭이
참깨 무침

열량: 158 kcal

Recipe

재료
(만들기 쉬운 분량)

- 무말랭이 ········ 20g(건조 중량)
- 피망 ········ 1개

A
- 식초 ········ 1큰술
- 물 ········ 1큰술
- 간장 ········ 1작은술
- 깨소금 ········ 1큰술
- 설탕 ········ 1작은술
- 참기름 ········ 1작은술

만드는 법

1. 무말랭이에 물을 넉넉히 부어 충분히 불린 뒤 끓는 물에 살짝 데쳐 물기를 짠다. 피망은 세로로 잘라 씨와 꼭지를 제거하고 채 썰어 소금물에 데쳐 준비한다.
2. 큰 볼에 잘 섞은 A와 1을 넣어 버무려 마무리한다. 남은 요리는 밀폐 용기에 담아 보관한다.

통조림 콩으로
섞기만 하면 끝!

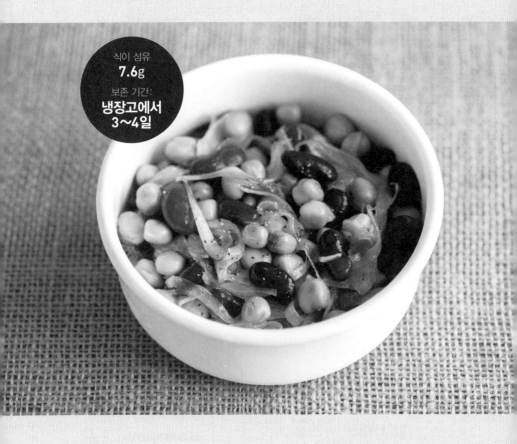

식이 섬유
7.6g

보존 기간:
**냉장고에서
3~4일**

알록달록
콩 샐러드

열량: 283 kcal

Recipe

재료
(만들기 쉬운 분량)

- 모둠 콩 통조림(완두콩, 병아리콩, 강낭콩, 렌틸콩 등) ········100g
- 적양파 ········1/4개

A
- 올리브유 ········1큰술
- 레몬즙 ········1큰술
- 식초 ········1큰술
- 설탕 ········1/2작은술
- 소금·후추 ········약간씩

- 파슬리 ········적당량

만드는 법

1. 적양파는 가늘게 채 썬 뒤 물에 헹군다.
2. A 재료를 한데 섞고 잘게 썬 파슬리를 더한다.
3. 2에 물기를 뺀 적양파와 콩을 넣는다. 맛이 배도록 1시간 이상 두었다가 반찬 그릇에 옮겨 담아 보관한다.

Point
모둠 콩 통조림을 구하기 어려우면 일반 콩을 사서 물에 불렸다 삶아 활용할 수 있다.(옮긴이)

다시마의 감칠맛을 더한
별미 반찬

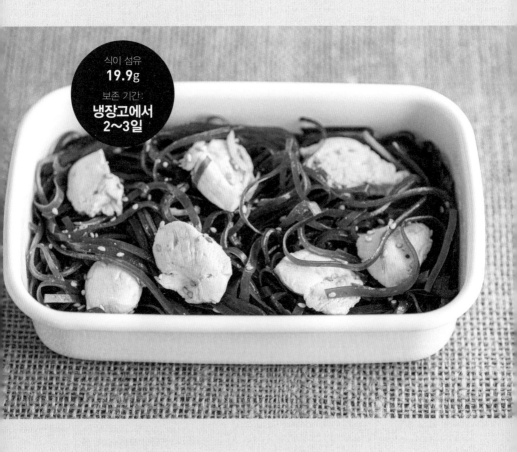

식이 섬유
19.9g

보존 기간:
**냉장고에서
2~3일**

다시마채
닭가슴살 볶음

열량 : 343 kcal

Recipe

재료
(만들기 쉬운 분량)

- 닭가슴살 ········ 80g
- 채 썬 다시마 ········ 150g
- 채 썬 생강 ········ 5g
- 청주 ········ 1작은술
- 참기름 ········ 1/2큰술
- 맛술 ········ 1큰술
- 간장 ········ 1큰술
- 참깨 ········ 1작은술

만드는 법

1. 닭가슴살은 힘줄을 제거한 뒤 청주를 뿌려 냄새를 제거한다.
2. 프라이팬에 참기름과 생강을 넣고 중간 불로 팬을 달군다. 열이 오르면 닭가슴살을 넣어 볶는다.
3. 닭가슴살이 익으면 채 썬 다시마를 넣어 한 번 더 볶는다.
4. 다시마의 숨이 죽으면 맛술, 간장을 순서대로 두르고 잘 섞이도록 볶은 다음 깨를 뿌려 완성한다. 반찬 그릇에 담아 보관한다.

일주일에 절반은 생선을 먹자

월·수·금은 생선 먹는 날

생선에 풍부한 DHA(Docosa-hexaenoic Acid), EPA(Eicosa-pentaenoic Acid)는 몸의 염증을 억제하는 작용을 한다. 뇌 신경 전달 물질이 원활히 움직이도록 도와 혈관과 신경을 건강하게 유지하는 데도 도움을 준다. 그 야말로 매일 먹어도 아깝지 않은 투자 음식인 셈이다. 따라서 일주일에 절반은 하루 한 끼 생선을 챙겨 먹도록 하자. 수은 등 유해 금속이 걱정이라면 참치처럼 큰 생선은 피하고 해수면 가까이에 서식하는 등 푸른 생선을 자주 섭취한다.

등 푸른 생선은 비타민D 보충제

등 푸른 생선과 연어에는 체내에서 효율적으로 작용하는 동물성 비타민 D3가 풍부하다. 비타민D는 몸에 염증이 생기는 것을 막아 주고 알레르기를 억제하며 뼈를 튼튼하게 한다. 인플루엔자와 같은 바이러스 감염을 예방하는 데도 효과적인데 최근에는 비타민D의 항암 효과를 증명하는 연구도 진행 중이다. 1일 권장 섭취량은 남녀 모두 $25 \sim 125 \mu g(1000 \sim 5000 IU)$이다.(2015년에 발표된 한국인 영양소 섭취 기준에 따른 비타민D 하루 상한 섭취량은 $25 \sim 100 \mu g(1000 \sim 4000 IU)$다.— 편집자)

염증을 예방해 젊음을 유지한다

DHA, EPA 등 오메가-3 지방산은 '혈관·혈액 약'이라 불린다. 혈액 순환을 돕고 혈전 생성을 막아 동맥 경화 발생 위험을 낮춰 주기 때문이다. 더욱이 오메가-3 지방산을 섭취하면 항염 효과가 있다. 이는 뇌 신경 세포의 손상을 막아 알츠하이머형 치매나 우울증을 예방한다.

생선 요리의 번거로움, 이렇게 해결한다!

생선을 요리할 때 '손질이 귀찮아서', '음식물 쓰레기가 나오니까' 같은 이유로
부담스러워하는 사람들이 많다. 바쁜 직장인도 간편하게 즐길 수 있는
생선 요리 비법을 소개한다.

**❶
통조림을
활용하자**

고등어나 연어 등 생선을 익혀 밀봉한 통조림 제품은 뚜껑만 열면 바로 먹을 수 있어 간편하다. 생선의 오메가-3 지방산과 단백질을 그야말로 손쉽게 보충할 수 있다. 통조림에서 꺼내 그대로 먹어도 되고 조금만 레시피를 바꾸어 색다른 맛을 즐겨도 좋다. 집에 상비해 두면 간편하게 언제든 활용 가능하다.

**❷
손질된
생선으로
구입하자**

생선 손질 과정이나 음식물 쓰레기가 꺼려진다면 이미 손질된 생선을 구입하자. 방어, 연어, 가다랑어, 대구 등 제철 생선은 미리 손질해 둔 것도 충분히 맛이 좋다. 손질 생선을 살 때는 껍질에 주름이 없고 팽팽한 신선한 제품을 고른다.

**❸
가게에
손질을
부탁하자**

음식물 쓰레기를 만들지 않는 가장 좋은 방법은 생선을 살 때 가게에 생선 손질을 부탁하는 것이다. 생선 가게뿐 아니라 대형 마트도 신선 코너에 요청하면 전문가가 금세 깨끗이 손질해 준다. 추가 금액도 전혀 들지 않는다. 자주 찾는 단골 가게를 정해 두면 편하다.

월요일에는...

토스터로
8분 만에 완성

비타민D
48㎍

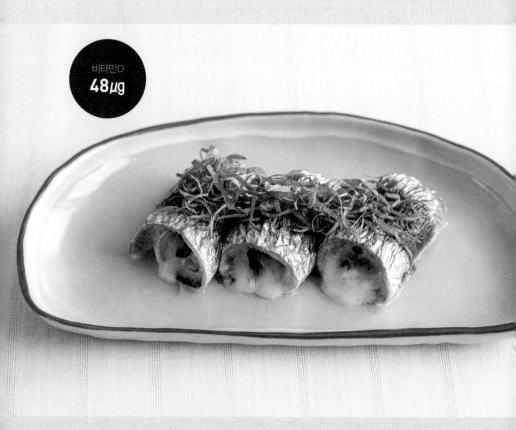

정어리 차조기 잎(시소) 말이

열량: 325kcal

◇ Recipe ◇

재료(2인분)

- 정어리 ⋯⋯⋯ 6마리
- 슬라이스 치즈 ⋯⋯⋯ 2장
- 차조기 잎(시소) ⋯⋯⋯ 6장
- 청주 ⋯⋯⋯ 2작은술
- 채 썬 차조기 잎(장식용)

만드는 법

1. 정어리 살을 넓게 펼쳐서 등뼈를 제거한 뒤 청주를 뿌려 둔다. 슬라이스 치즈는 3등분한다.
2. 정어리 껍질이 바닥으로 가게 놓고 치즈와 차조기 잎을 차례로 올려 돌돌 말아 준다.(이쑤시개로 꿰어 이음매를 고정해도 좋다.)
3. 쿠킹 포일 위에 정어리 이음매 부분이 아래로 가도록 놓고 토스터로 5분간 가열한다. 뒤집어서 3분 더 가열한다.
4. 그릇에 담고 채 썬 차조기 잎을 올려 마무리한다.

Point 1
정어리 대신 꽁치나 전갱이 등 다른 등 푸른 생선으로 대체해도 좋으며 가능한 제철 생선을 활용한다. 생선의 크기와 두께에 따라 가열 시간과 치즈 사용량을 조절한다.

Point 2
차조기 잎은 깻잎으로 대체할 수 있다.(옮긴이)

Point 3
넓적한 토스터가 없다면 프라이팬에 올리고 뚜껑을 덮은 채로 익혀 요리를 완성한다.(편집자)

수요일에는...

고등어 통조림으로
영양 만점 수프 끓이기

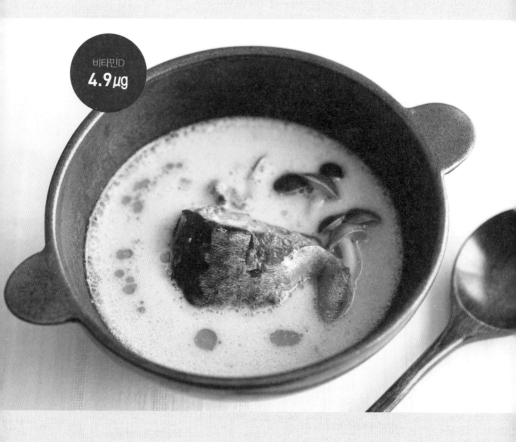

비타민D
4.9㎍

고등어 미소된장 두유 수프

열량: 245kcal

◇ Recipe ◇

재료(2인분)

- 고등어 미소된장 통조림 ········ 1캔(2토막)
  (＊ 생고등어 ········ 2토막)
- 만가닥버섯 ········ 50g
- 두유 ········ 150cc
- 물 ········ 150cc
- 고추기름 ········ 약간

만드는 법

1. 만가닥버섯은 밑동을 자르고 손으로 찢는다.
2. 작은 냄비에 물과 버섯을 넣어 뚜껑을 닫고 버섯이 익을 때까지 약한 불로 약 5분간 끓인다.
3. 버섯을 익힌 냄비에 고등어 미소된장 통조림을 국물째 전부 넣고 약한 불로 5분간 끓인다. 마지막에 두유를 넣어 우르르 데운 뒤 불을 끈다.
4. 그릇에 담고 기호에 맞게 고추기름을 뿌려 완성한다.

Point 1
국내에는 고등어 미소된장 통조림을 판매하는 제조사가 없고 양념 없이 고등어를 익혀 통에 담은 제품만 판매한다. 양념 없는 고등어 통조림을 활용할 때는 생고등어 2토막(200g) 기준으로 아래 소개된 소스를 냄비에 넣고 약 5~10분간 졸이다 버섯과 두유를 넣고 끓여 완성한다.(옮긴이)

미소된장 소스

- 미소된장 ········ 1큰술
- 청주 ········ 50cc
- 맛술 ········ 1큰술
- 간장 ········ 1/2큰술
- 물 ········ 150cc
- 설탕 ········ 1큰술
- 생강 ········ 1톨

Point 2
국내 유통 중인 일본 제품을 사용할 경우 제조사마다 염분량이 다르므로 너무 싱겁거나 짜지 않도록 된장으로 간을 조절한다. 된장을 한 번에 많이 넣지 말고 맛을 보며 조금씩 넣어야 실패하지 않는다.

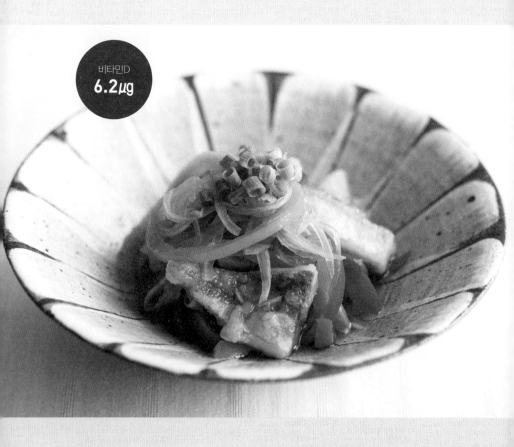

금요일에는...

채소와 생선을
한 번에!

비타민D
6.2㎍

전갱이 튀김 채소 절임

열량: 287 kcal

Recipe

재료(2인분)
- 전갱이 ········ 2마리
- 양파 ········ 1/2개
- 파프리카(빨강·노랑) ········ 각 1/4개

A
- 육수 ········ 150cc
- 간장 ········ 2큰술
- 맛술 ········ 2큰술
- 설탕 ········ 1큰술

- 식초 ········ 40cc
- 녹말가루 ········ 1큰술
- 식용유 ········ 적당량
- 쪽파 ········ 적당량

만드는 법
1. 양파와 파프리카를 알맞은 두께로 채 썰어 보관용 반찬 그릇에 담는다.
2. 작은 냄비에 A를 넣고 약한 불로 끓인다. 설탕이 녹으면 1에 붓고 식초를 뿌린다.
3. 전갱이는 머리를 떼고 배를 갈라 등뼈와 내장을 제거한 뒤 먹기 좋은 크기로 자른다. 비닐 팩에 전갱이와 녹말을 넣고 흔들어 전갱이에 튀김옷을 골고루 입힌다.
4. 170도 기름에 준비한 전갱이를 튀겨 낸 뒤 열기가 식기 전에 2에 재워 요리를 완성한다.

Point
횟감이나 손질된 전갱이를 사용하면 더욱 간편하다. 전갱이는 다른 흰살생선으로 대체할 수 있다.

채소는 1일 4색 이상 먹기

채소의 항산화 작용은 다양한 색소 성분인 폴리페놀에서 비롯된다. 채소마다 폴리페놀의 종류와 기능이 다르기 때문에 여러 가지를 함께 먹을 때 가장 효과적이다. 그러므로 '1일 4색 이상' 채소 섭취를 목표로 하자. 여기서는 4색 채소를 한 번에 섭취할 수 있는 요리를 소개한다. 채소 섭취가 부족한 날에도 한 그릇이면 든든하다.

7색 채소와 과일
〈레인보우 푸드〉

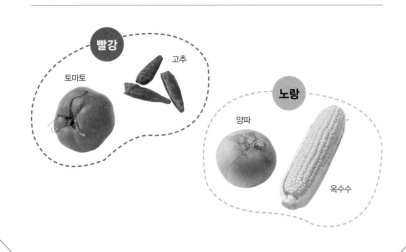

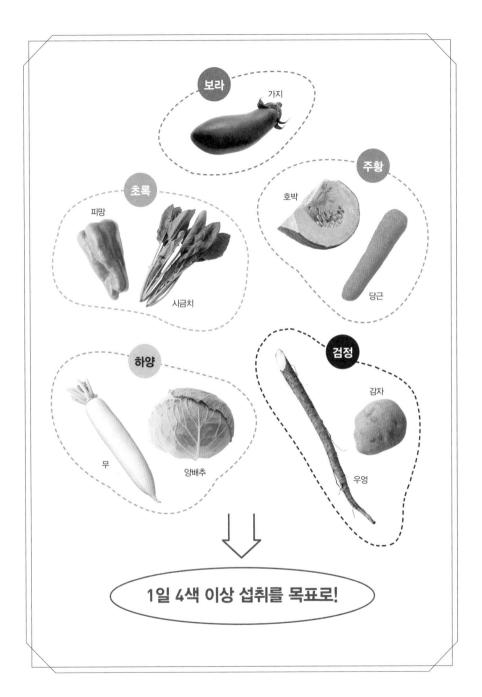

보라
가지

초록
피망
시금치

주황
호박
당근

하양
무
양배추

검정
감자
우엉

1일 4색 이상 섭취를 목표로!

풍부한 색감으로
든든한 한 끼

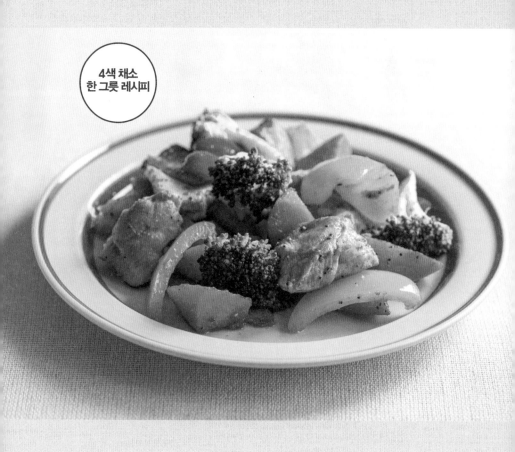

4색 채소
한 그릇 레시피

닭고기와
레인보우 채소 카레 볶음

열량: 229 kcal

Recipe

재료(2인분)

- 닭다리 살 ········ 150g
- 파프리카(빨강·노랑) ········ 각 1/2개
- 브로콜리 ········ 60g(작은 송이로 4~5개)
- 당근 ········ 1/2개
- 마늘 ········ 1쪽
- 올리브유 ········ 1/2큰술

A
- 카레 가루 ········ 1/2작은술
- 소금 ········ 1/2작은술
- 후추 ········ 약간

- 소금·후추(밑간용) ········ 적당량

만드는 법

1. 닭다리 살을 2cm 크기로 잘라 소금과 후추로 밑간한다. 씨를 제거한 파프리카, 당근은 한입 크기로 썰고 브로콜리는 작은 송이로 나눈다. 당근과 브로콜리는 소금물에 살짝 데친다.
2. 프라이팬에 올리브유와 저민 마늘을 넣고 약한 불로 익히다가 마늘 향이 나기 시작하면 닭고기를 넣어 중간 불로 볶는다.
3. 팬에 1의 채소를 넣고 A를 더해 맛을 낸다.

Point
식어도 맛있어서 도시락 반찬으로 제격이다. 당근은 잘라서 전자레인지로 미리 익혀 두면 요리 시간을 단축할 수 있다.

감칠맛 나는
버섯을 듬뿍!

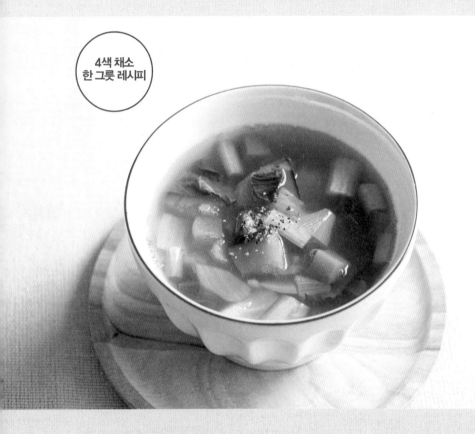

4색 채소
한 그릇 레시피

알록달록 채소 수프

열량: 73kcal

◇ Recipe ◇

재료(2인분)
- 양파 ······· 1/2개
- 당근 ······· 1/2개
- 표고버섯 ······· 2송이
- 단호박 ······· 30g
- 소송채 ······· 2포기
- 올리브유 ······· 1작은술
- 다진 생강 ······· 5g

A
- 물 ······· 500cc
- 치킨스톡 ······· 2작은술
- 소금·후추 ······· 적당량

만드는 법

1. 양파, 당근, 표고버섯은 사방 1cm 크기로 깍둑썰기하고 단호박은 한입 크기로 작게 자른다. 소송채는 2~3cm 길이로 썬다.
2. 냄비에 올리브유와 다진 생강을 넣고 약한 불로 가열하다가 생강 향이 나기 시작하면 양파를 넣고 양파가 투명해질 때까지 중간 불로 볶는다.
3. 양파가 투명해지면 단호박, 당근, 표고버섯을 넣고 볶는다. 모든 채소에 기름이 골고루 배면 A를 넣은 후 뚜껑을 닫고 끓인다. 끓어오르면 약한 불로 줄여 10분간 더 끓인다.
4. 마지막으로 소송채를 넣고 2~3분간 더 끓여 완성한다.

Point
집에 있는 어떤 채소로도 끓일 수 있다. 소송채 대신 시금치를 활용해도 좋다. 수프로 만들면 부피가 확 줄어 채소를 듬뿍 먹을 수 있는 요리법이다. 뿌리채소는 살짝만 볶아도 빨리 익고 감칠맛이 더해진다.

영양 손실이 가장 적은
'찜'으로 채소 즐기기

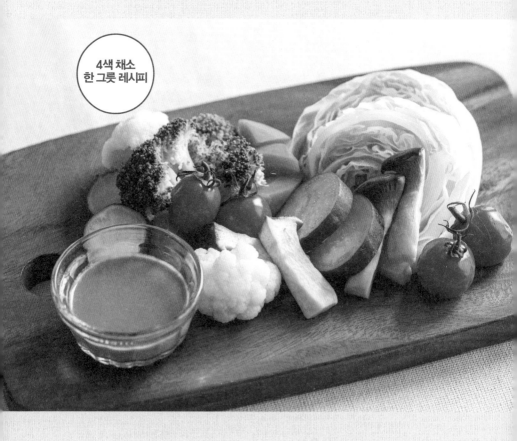

4색 채소
한 그릇 레시피

채소찜과 참깨 폰즈

열량: 128 kcal

◇ Recipe ◇

재료(2인분)

- 브로콜리 ········ 작은 송이로 2개
- 콜리플라워 ········ 작은 송이로 2개
- 새송이버섯 ········ 1개
- 당근 ········ 50g
- 고구마 ········ 50g
- 양배추 ········ 1/8통
- 방울토마토 ········ 4개

A
- 폰즈 ········ 2큰술
- 참깨 페이스트 ········ 1큰술

만드는 법

1. 브로콜리와 콜리플라워는 작은 송이로 나눈다. 새송이버섯과 당근은 한 입 크기로 썰고 고구마는 1cm 두께의 반달 모양으로 썬다. 양배추는 심지를 그대로 둔 채 세로로 이등분한다.
2. 김이 오른 찜기에 1의 재료를 모두 넣고 채소가 익을 때까지 5~6분 정도 찐다.
3. 큰 접시에 2와 방울토마토를 담는다. A를 잘 섞어서 작은 그릇에 담아 곁들인다.

Point
채소 크기와 식감을 고려해 찌는 시간을 조절한다. 올리브유와 소금으로 간단히 맛을 내도 좋다.

코코넛오일 상비하기

뇌 컨디션 향상

코코넛오일은 섭취 시 장에서 곧장 혈액으로 흡수되어 간에서 대사가 일
어나는데, 이때 케톤체(Ketone Body)로 변한다. 그리고 이 케톤체는 뇌 신
경 세포의 효율적인 에너지원이 된다. 다시 말해 코코넛오일을 자주 먹는
습관은 뇌를 최상의 컨디션으로 유지하는 데 도움을 준다.

당 섭취 조절에 든든한 지원군

당질 섭취를 줄이면 지방이 분해되므로 그 대사물인 케톤체가 쉽게 만들
어진다. 이때 코코넛오일을 먹으면 케톤체 생성이 더욱 촉진된다. 게다가
코코넛오일이 공복감을 줄여 줘 이른바 당이 당기는 느낌이 사라진다.

면역력 강화!

코코넛오일 성분의 60%를 차지하는 중간 사슬 지방산의 일종인 라우르산
(Lauric Acid)은 체내에서 항바이러스 성분으로 변화해 천연 항생제 작용
을 한다. 이 물질은 감염병을 예방하고 면역력을 강화한다.

저온 압착법(Cold Pressed)으로 추출한 코코넛오일을 선택할 것! 고온
으로 압착해 얻은 코코넛오일은 해로운 트랜스 지방산을 함유하기도
한다. 엑스트라 버진(Extra Virgin) 표기가 있다면 안심할 수 있다.

활용법 1

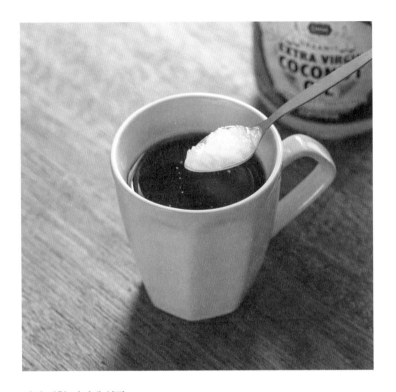

매일 아침 커피에 살짝

매일 아침 커피에 코코넛오일을 1작은술 정도 넣은 뒤 섞어 마신다.

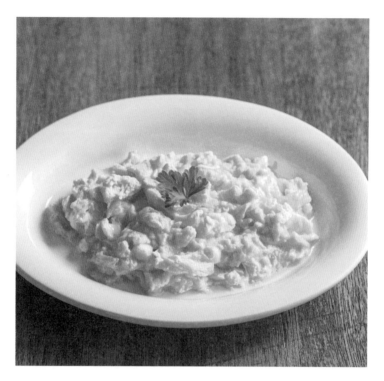

스크램블드에그와 환상의 짝

달걀과 코코넛오일은 궁합이 매우 좋다. 달걀 3개에 우유 2큰술을 넣고
소금·후추로 간을 한 뒤 잘 섞는다. 코코넛오일 1/2큰술을 프라이팬에 넣
고 가열하다가 달걀물을 넣고 나무 주걱으로 휘저으며 익힌다. 그릇에 담
고 마지막에 파슬리 조각을 올려 장식한다.

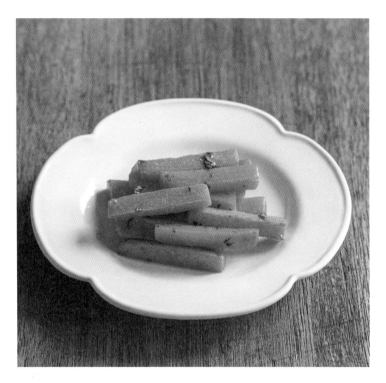

채소를 볶을 때

당근이나 호박, 고구마 등 살짝 단맛이 나는 채소와 잘 어울린다. 코코넛 오일을 넣고 달군 팬에 납작하게 썬 당근을 천천히 볶다가 당근이 익으면 소금과 다진 파슬리를 뿌려 완성한다.

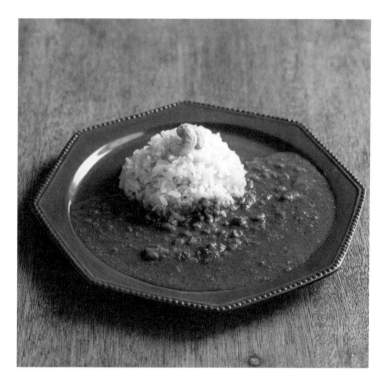

카레에 풍미 더하기

평소와 똑같이 카레를 만들고 마지막에 코코넛오일을 살짝 더하면 감칠맛과 풍미가 살아난다. 레토르트 카레를 데운 뒤 코코넛오일을 조금 더하면 맛이 한결 좋아진다.

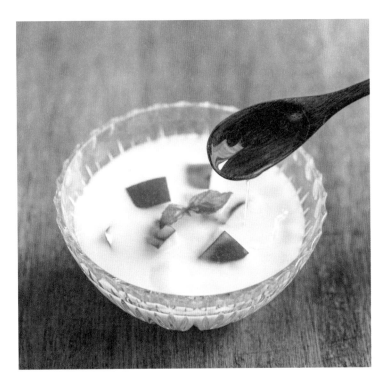

요거트에 한 방울

요거트에 넣으면 풍미가 살고 고소한 맛이 더해진다. 코코넛오일은 저온
에서 응고하는 성질이 있지만 살짝 굳은 오일도 전자레인지에 데우면 해
결할 수 있다. 차가운 요거트에 넣은 뒤 조금 기다렸다가 먹으면 초콜릿
처럼 바삭한 식감을 즐길 수 있다.

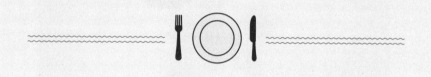

철분과 비타민B 충전하기

철분과 비타민B군으로 에너지를 끌어올린다

몸의 모든 세포를 움직이는 에너지원인 아데노신 삼인산(ATP, Adenosine Triphosphate)을 생성하려면 철분과 비타민B군이 반드시 필요하다. 이 두 가지가 없으면 ATP가 생성되지 않아 피로가 풀리지 않고 늘 나른하다. ATP 생성을 촉진하기 위해서는 '철분+비타민B군'을 충분히 섭취해야 한다. 철분과 비타민B군을 한 그릇에 담아 효율적으로 섭취할 수 있는 요리법을 소개한다.

영양을 채워주는
건강 수프

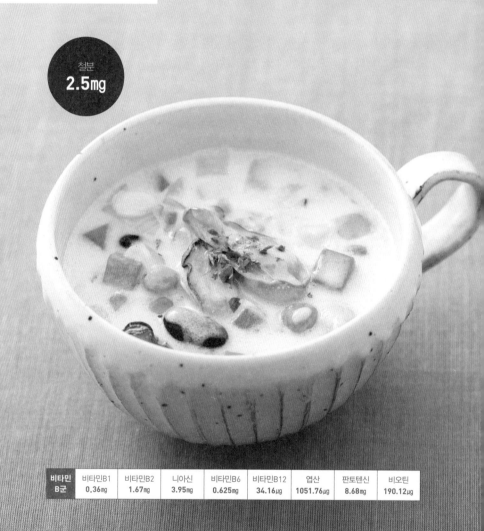

철분
2.5㎎

비타민 B군	비타민B1	비타민B2	니아신	비타민B6	비타민B12	엽산	판토텐신	비오틴
	0.36㎎	1.67㎎	3.95㎎	0.625㎎	34.16㎍	1051.76㎍	8.68㎎	190.12㎍

굴과 콩 차우더

열량: 314 kcal

◇ Recipe ◇

재료(2인분)

- 굴 ⋯⋯⋯ 100g
- 모둠 콩 통조림 ⋯⋯⋯ 100g
- 양파 ⋯⋯⋯ 1/2개
- 당근 ⋯⋯⋯ 50g
- 화이트와인 ⋯⋯⋯ 2큰술
- 버터 ⋯⋯⋯ 10g
- 밀가루 ⋯⋯⋯ 1큰술
- 물 ⋯⋯⋯ 200cc
- 우유 ⋯⋯⋯ 200cc
- 소금 ⋯⋯⋯ 1/2작은술
- 후추 ⋯⋯⋯ 약간

만드는 법

1. 굴은 소금물로 씻어 물기를 제거한다. 양파와 당근은 사방 1cm 크기로 깍둑썰기한다.
2. 냄비에 굴과 화이트와인을 넣고 뚜껑을 닫아 굴이 탱글해질 때까지 중간 불로 익힌다. 굴과 국물을 따로 담아 놓는다.
3. 냄비에 버터를 넣고 중간 불로 가열하다가 버터가 다 녹으면 양파와 당근을 넣어 볶는다. 양파가 투명해지면 밀가루를 뿌리고 보슬보슬해질 때까지 볶는다.
4. 3의 냄비에 2의 국물과 물을 넣고 뚜껑을 닫아 5분 정도 가열한 뒤 모둠 콩과 우유를 넣고 끓인다. 우르르 끓어오르면 약한 불로 조절해 굴을 넣고 소금·후추로 간을 맞춰 요리를 완성한다.

닭 간을 잡내 없이
요리하는 비결

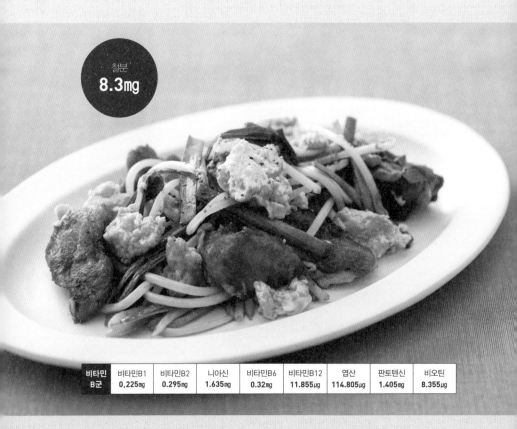

철분
8.3mg

비타민 B군	비타민B1 0.225㎎	비타민B2 0.295㎎	니아신 1.635㎎	비타민B6 0.32㎎	비타민B12 11.855㎍	엽산 114.805㎍	판토텐신 1.405㎎	비오틴 8.355㎍

간 부추 달걀 볶음

열량: 279 kcal

◇ Recipe ◇

재료(2인분)

- 닭 간 ········ 150g
- 녹말가루 ········ 1큰술
- 부추 ········ 60g
- 달걀 ········ 2개
- 숙주 ········ 100g
- 마늘 ········ 1쪽

A
- 굴소스 ········ 1큰술
- 간장 ········ 1작은술
- 청주 ········ 1큰술

- 참기름 ········ 1큰술
- 후추 ········ 적당량
- 우유 ········ 적당량

만드는 법

1. 잡내를 없애기 위해 닭 간을 우유에 15분 정도 담가 둔 뒤 물로 헹궈 물기를 빼고 녹말가루를 묻힌다. 부추는 5cm 길이로 자른다. 마늘은 껍질을 벗겨 세로로 반 가르고 달걀은 풀어 놓는다.
2. 프라이팬에 참기름을 1/2큰술만 두르고 중간 불에서 닭 간을 볶는다. 닭간이 어느 정도 익으면 옆으로 밀어 놓고 빈자리에 달걀물을 부어 스크램블드에그를 만든다. 익은 재료를 접시에 담아 둔다.
3. 남은 참기름 1/2큰술을 2의 프라이팬에 두르고 마늘을 약한 불로 익히다가 향이 나기 시작하면 숙주, 부추 순으로 넣어 볶는다.
4. 숙주 숨이 죽으면 닭 간과 스크램블드에그를 다시 넣고 한데 담아 섞은 뒤 A를 끼얹어 볶는다.
5. 전체적으로 잘 섞이면 후추를 뿌려 요리를 마무리한다.

투자 7

끈끈한 점성으로 스테로이드 보충하기

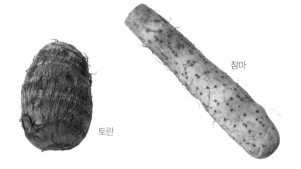

성호르몬의 재료가 되는
DHEA가 듬뿍!

참마

토란

끈끈한 점성으로 활력 회복

참마나 토란, 돼지감자, 타로 등 점성이 있는 덩이줄기 채소는 성호르
몬의 원료가 되는 디하이드로에피안드로스테론(DHEA, Dehydroepian-
drosterone)을 다량 함유한다. 남성 호르몬이 부족하면 심신이 쉽게 약해
지므로 정기적으로 섭취할 수 있게 냉장고에 챙겨 두자.

심혈관 질환 위험 감소

DHEA의 혈중 농도가 높아지면 심혈관 질환에 걸릴 확률이 낮아진다. 건강하게 장수하는 사람은 DHEA 혈중 농도가 높다는 연구 결과가 있으며 DHEA의 안티에이징 효과도 밝혀졌다. 열심히 일하는 사람에게 쉽게 찾아오는 심혈관 질환을 DHEA로 지킬 수 있다.

뼈를 튼튼하게

DHEA는 뼈를 만드는 세포를 활성화하고 뼈를 튼튼하게 한다. 골다공증을 예방하고 근력을 강화하는 기능을 한다는 사실도 이미 연구되었다. 나이가 들어도 건강하게 생활하려면 꼭 필요한 호르몬인 셈이다.

5분 만에 완성!
초간단 애피타이저

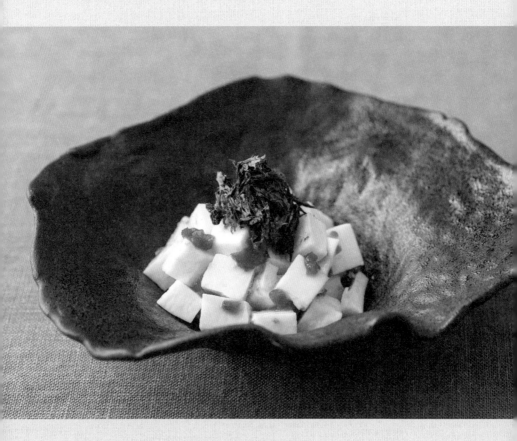

참마와 매실
김 무침

열량: 88kcal

Recipe

재료(2인분)
- 참마 ········150g
- 일본식 매실절임(우메보시) ········2개
- 파래김 ········적당량

만드는 법
1. 참마는 적당한 크기로 깍둑썰기한다. 매실절임은 씨를 제거한 뒤 잘게 다진다.
2. 참마와 다진 매실을 섞어 그릇에 담고 잘게 자른 파래김을 올려 요리를 완성한다.

Point
레시피에 사용한 매실절임은 일본 전통 방식으로 만든 반찬이다. 매실에 소금을 넣고 절인 뒤 볕에 말려 만들며 '우메보시'라는 이름으로 알려졌다. 한국식 매실절임과는 만드는 방식이 전혀 다르므로 수입 제품을 구입해 만들어 보기를 추천한다.(옮긴이)

토란과 마늘로
원기 충전!

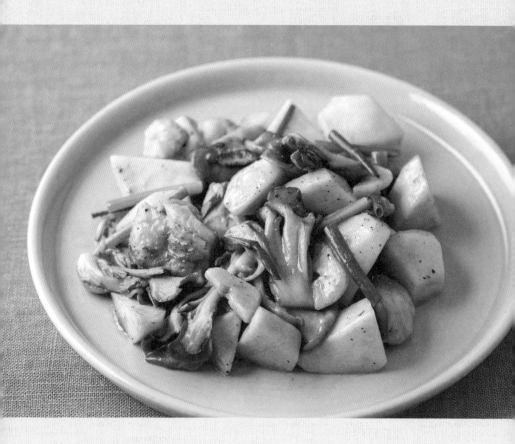

토란과 닭고기
마늘 버터 볶음

열량: 286 kcal

◇ Recipe ◇

재료(2인분)

- 닭다리 살 ········ 150g
- 토란 ········ 4개
- 잎새버섯 ········ 1/2팩
- 마늘 ········ 2쪽
- 쪽파 ········ 3줄기
- 간장 ········ 2작은술
- 올리브유 ········ 1/2큰술
- 버터 ········ 10g
- 소금·후추 ········ 적당량

만드는 법

1. 닭다리 살은 한입 크기로 잘라 소금·후추로 밑간한다. 잎새버섯은 밑동을 제거하고 적당한 크기로 가닥을 나눠 찢는다. 마늘은 세로로 반 가르고 쪽파는 3㎝ 길이로 자른다. 토란은 껍질을 벗기고 먹기 좋은 크기로 썬 뒤 랩을 씌운 채 전자레인지로 3분 정도 가열해 준비한다.
2. 프라이팬에 올리브유와 마늘을 넣고 약한 불로 익히다가 마늘 향이 나기 시작하면 닭다리 살을 넣고 중간 불로 볶는다.
3. 닭고기 색이 변하면 토란과 잎새버섯을 넣고 볶는다.
4. 다 익으면 쪽파, 간장, 버터를 넣고 뒤섞으며 볶은 뒤 소금과 후추로 간한다.

곱게 간 마로
이색 요리 만들기

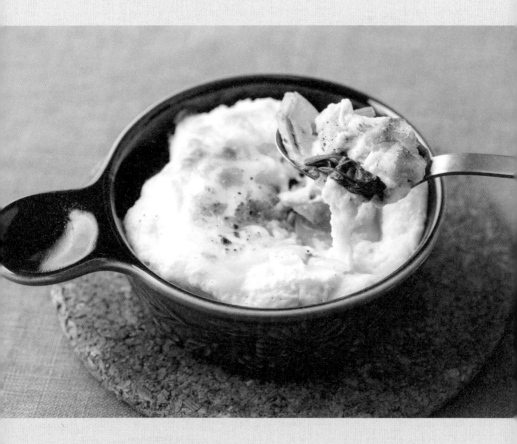

연어 버섯 참마 그라탱

열량: 354㎉

Recipe

재료(2인분)

- 생연어 ········ 2토막(160g)
- 양파 ········ 1/2개
- 만가닥버섯 ········ 50g
- 시금치 ········ 2포기
- 참마 ········ 200g
- 마늘 ········ 1쪽
- 올리브유 ········ 1/2큰술
- 피자치즈 ········ 40g
- 다진 파슬리 ········ 약간
- 소금·후추 ········ 약간씩

만드는 법

1. 연어는 한입 크기로 잘라 소금과 후추로 밑간한다. 양파는 가늘게 채 썰고 만가닥버섯은 밑동을 제거한 뒤 손으로 찢는다. 시금치는 뿌리를 잘라 5cm 길이로 썬다. 참마는 껍질을 벗겨 강판에 갈아 준비한다.
2. 프라이팬에 마늘과 올리브유를 넣고 약한 불로 익히다가 마늘 향이 나면 연어와 양파를 넣고 중간 불로 볶는다.
3. 양파가 투명해지면 만가닥버섯과 시금치를 순서대로 넣고 살짝 볶은 뒤 소금과 후추로 간한다.
4. 3을 내열 용기에 담고 그 위에 간 마와 피자치즈를 올려 토스터로 5분 정도 굽는다.
5. 마지막으로 파슬리를 뿌려 요리를 완성한다.

Point
넓적한 토스터가 없다면 프라이팬에 올리고 뚜껑을 덮은 채로 익혀 요리를 완성한다.

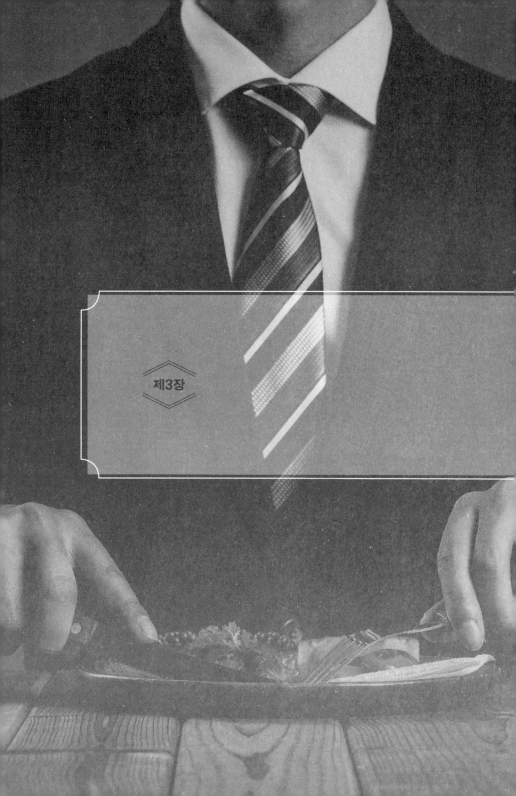

제3장

효율을 최대치로
끌어올리는 식사법

○

'먹는 투자'를
일상의 습관으로

제1장에서는 건강한 식사가 어떻게 인생 최대의 자산이 되는지 이야기했다. 이번 장에서는 실제로 어떤 음식을 어떤 형태로 먹어야 하는지 설명하고자 한다. 이해를 돕기 위해 제2장의 구체적인 요리법을 함께 아우르며 살펴보자.

식습관이 몸과 마음에 미치는 영향은 바로 드러나지 않는다. 먹자마자 효과가 나타나는 약과는 달리 '먹는 투자'는 하루하루 실천이 쌓이며 아주 천천히 변화한다. 곤충이 얇은 껍데기를 한 꺼풀씩 벗는 과정과 닮았다.

다이어트를 예로 들어 보자. 여러 연구를 통해서도 밝혀졌지만

한 달 10*kg* 감량처럼 단기간에 급격히 체중을 줄이려는 혹독한 다이어트는 대부분 실패로 끝난다. 뇌는 급격한 체중 감소를 생명의 위험으로 인식하기 때문이다. 그 결과 에너지 대사를 큰 폭으로 낮추고 영양을 비축해 위기에 대비하려 한다. 결국 대사 기능은 낮아지고 1일 에너지 소비량은 줄어드는 살찌기 쉬운 체질이 된다.

바로 이 때문에 급격한 다이어트 후 요요가 찾아온다. 요요를 방지하려면 식습관을 바꿔 한 달에 1~3*kg* 정도 체중을 감량하는 편이 더 낫다. 마음먹은 기간에만 짧게 식이를 조절하거나 반짝 운동을 하면 오히려 역효과가 나타난다. 기껏 다이어트에 투자한 시간과 노력과 돈까지 모두 무용지물이 된다.

먹는 투자를 평생 지속한다고 생각하면 굉장히 힘들 것 같지만 딱히 그렇지는 않다. 가끔 힘들게 느껴지거나 귀찮다는 생각이 드는 이유는 '어쩌다 한 번 하는 일'에 인간이 품고 있는 기본 심리일 뿐이다. 사람은 양치나 세수처럼 당연한 습관에는 그리 부담을 느끼지 않는다.

앞서 이야기한 것처럼 우리는 하루라도 이를 닦지 않으면 반드시 해야 할 일을 빼먹은 것처럼 어색함을 느낀다. 먹는 투자 역시 마찬가지다. 매일 이를 닦듯 삶에서 먹는 투자를 일상처럼 실천할 수 있다면 그것이야말로 실패하지 않는 유일한 성공 비결이다. 건강한 식습관이 한번 자리 잡히면 예전 생활 방식은 도리어 불편해진다. 나도 요즘에는 배고프지 않을 때 음식을 먹는 행위가 불쾌하게 느껴진다. 늘 챙겨 먹는 영양제를 거르면 마음이 불편하다.

참고로 개인적으로 건강에 해로운 음식을 가끔 먹는 정도는 괜찮다고 생각한다. 가족 외식으로 기름진 음식을 먹거나 친구들과 한두 잔 술을 마시는 시간은 마음에 영양이 쌓이는 즐거운 일탈이다. 다만, 이때도 자신의 선택지를 명확히 이해하고 정성껏 그 음식을 음미할 수 있길 바란다. 여기서 '정성껏'이란 음식을 직접 눈으로 보고 향을 맡고 맛을 즐기며 식사하는 그 시간을 충실히 보내라는 의미다.

먹거리가 풍족한 오늘날에는 배고프지 않은 상태에서도 텔레비전이나 스마트폰 등을 보면서 손 닿는 대로 아무거나 먹기 쉽다. 실제로 의식하지 못한 채 다른 일을 하며 입에 음식을 넣는 일이 잦은 일상이 되었다. 하지만 '~하면서 먹기'가 가장 나쁜 식습관임을 기억해야 한다.

무엇보다 자기가 무엇을 먹는지 세심하게 살펴봐야 한다. 자기가 먹는 음식이 어떤 재료로 이루어졌고 누가 어떤 방식으로 만들었으며, 이 음식이 나에게 어떤 이로움을 줄지, 또 이 음식을 가장 잘 먹을 수 있는 최적의 섭취 방법은 무엇인지 진지하게 따져야 한다.

물론 선택은 개인의 몫이다. 하지만 이성과 감성을 모두 활용해

나에게 무엇이 가장 좋은 선택인지 올바르게 판단하길 바란다. 끼니마다 꼼꼼하게 따지고 결정한다면 여러분의 식사는 크게 달라질 것이다. 그리고 지금부터 소개하는 먹는 투자를 함께 실천해 보자.

○

투자 1.
낫토는 하루 한 팩

(레시피 제2장, 69~79쪽)

먹는 투자 습관에서 간편하게 바로 실행 가능한 투자 중 하나가 바로 하루 한 팩 낫토 먹기다. 낫토는 장내 세균총을 정돈하는 작용 외에도 다음과 같은 다양한 기능을 한다.

감염병 예방

낫토균은 미생물 중에서도 최강의 번식력을 자랑한다. 일단 몸속에 들어오면 장내 유해균의 번식을 막고 장내 세균총을 바람직한 상태로 정돈한다. 이러한 효과는 O-157 등과 같은 병원성 대장균의 증식을 억제할 만큼 강력하다. 매일 섭취하는 낫토 한 팩은 감염병을 예방해 직장인 업무에 공백이 생기는 것을 막아 준다.

뼈를 튼튼하게

낫토는 비타민K를 다량 포함한다. 비타민K는 영양제 형태로도 보기 드물기 때문에 다소 낯설 수 있다. 하지만 뼈를 만들 때 반드시 필요하다. 또한 동맥벽에서 칼슘을 빼내 뼈로 이동시키는 중요한 작용을 하기 때문에 골다공증 치료제로도 쓰인다. 낫토를 자주 먹는 사람들은 그렇지 않은 사람들보다 혈중 비타민K 농도가 높은 것으로 드러났는데, 이들은 골다공증 발병률도 더 낮았다.

동맥 경화·심근 경색·뇌경색 예방

앞서 언급했듯이 비타민K는 동맥벽에서 칼슘을 빼내는 작용을 하므로 동맥 내에서 칼슘 침착을 막아 동맥 경화를 예방한다. 게다가 낫토균이 만들어 내는 효소인 나토키나아제는 소화관에서 혈액으로 흡수되어 혈전 발생을 방지한다. 혈관을 건강하게 하고 혈액 순환을 돕는 낫토는 특히 장년층에게 추천한다. 이들에게 자주 나타나는 혈관 질환 위험을 낮추는 데 효과적이기 때문이다.

염증 예방, 안티에이징 효과

최근 낫토 함유 성분인 스퍼민에 대한 관심이 뜨겁다. 스퍼민은

보다 넓은 의미의 단백질인 폴리아민(Polyamine) 중 하나로 세포 대사를 활성화하고 몸속 염증을 예방하는 효과가 있다. 그 덕분에 관련 학계도 스퍼민의 뛰어난 안티에이징 효과에 주목해 활발한 연구를 진행 중이다.

낫토를 자주 먹는 습관은 단기적으로는 감염병, 장기적으로는 생활 습관병을 예방한다. 그런 면에서 수익률이 꽤 높은 먹는 투자라 할 수 있으니 앞서 소개한 다양한 낫토 레시피를 활용하자. 낫토가 떨어지지 않게 늘 냉장고에 챙겨 놓고 매일 먹어도 질리지 않는 반찬을 만들어 식탁에 올리기를 권한다.

○

투자 2.
식이 섬유로 정신력 강화하기

(레시피 제2장, 80~89쪽)

　　바람직한 장내 환경을 만드는 두 번째 먹는 투자에서는 식이 섬유가 핵심이다. 장내 환경을 정돈하는 일이 우리의 건강에 얼마나 중요한지는 익히 들어 왔으리라 생각한다. 최근에는 장내 세균 종류와 환경이 정신 건강에도 영향을 준다는 사실이 밝혀져 그 중요성이 더욱 강조되고 있다. 우울증, 다발 경화증(뇌와 척수의 신경이 파괴되는 병으로 운동 마비, 지각 장애, 신경 장애를 동반한다.— 옮긴이), 자폐증에 이르기까지 그 영향력은 이루 헤아릴 수 없다. 이러한 뇌 신경계 질환들은 장내 세균총과 깊은 관련이 있다. 그 밖에 장내 세균이 뇌 신경 전달 물질을 만들어 낸다는 사실 역시 연구를 통해 입증되었다.

장은 '제2의 뇌'라 불린다. 약 40종 이상의 신경 전달 물질이 장내에서 합성되기 때문이다. 실제로 행복 호르몬이라 불리며 신경을 안정시키는 신경 전달 물질인 세로토닌은 약 80~95%가 장내 세균에 의해 만들어진다. 이 때문인지 만성적으로 설사나 변비에 시달리는 사람들은 정신 건강에 문제가 생기기 쉽다. 실제로 과민성 장 증후군을 앓는 사람 중 80%는 불안 또는 우울 증세를 보인다.

장에 서식하는 세균은 1000종 이상이고 그 수가 성인 남성 기준 100조 개 이상이며 무게는 1.5~2kg 정도다. 이 세균은 크게 유익균, 유해균, 중간균으로 나뉘는데, 유익균과 유해균 분포 비율이 질병뿐 아니라 사고, 심리 상태, 심지어 수명까지 결정짓는다는 견해가 있다.

이름에서 알 수 있듯 유익균이 우위에 있을 때는 몸도 마음도 건강한 상태를 유지할 수 있다. 반면 유해균은 한쪽으로 치우친 식생활, 스트레스, 음주, 노화와 같은 건강에 좋지 않은 생활 습관을 이유로 증가한다. 따라서 유해균을 줄이려면 식이 섬유 또는 유익균을 늘릴 세균을 보충하고 이를 위한 환경을 만들어 주어야 한다. 중간균은 말 그대로 컨디션이 좋을 때는 얌전히 있다가 몸 상태가 나빠지면 해로운 작용을 시작하며 유익균과 유해균 사이에서 그때그때 우세한 편에 서는 게 특징이다.

장내 세균의 균형을 이상적으로 유지하기 위해서는 식이 섬유가 반드시 필요하다. 식이 섬유가 장내 환경을 이롭게 정돈해야 그다음에 다양한 비타민도 합성할 수 있다. 식이 섬유 1일 섭취 권장량은 남성 20g, 여성 18g 이상이다. 그러나 후생노동성이 실시한 '2017년 국민건강·영양 조사'에 따르면 일본인 1일 평균 섭취량이 30대는 12.8g, 40대는 13.2g으로 적정량에 미치지 못하는 것으로 밝혀졌다.(반면 보건복지부가 시행한 '2013~2017 국민건강 영양조사'에 따르면 한국인 1일 평균 식이 섬유 섭취량은 24.1g으로 매우 양호하다. 보건복지부와 한국영양학회가 설정한 1일 섭취 권장량은 남성 25g, 여성 20g이다.─편집자)

식이 섬유를 많이 포함한 대표 식재료는 채소와 해조류, 버섯류다. 잦은 외식은 식이 섬유 섭취를 부족하게 하는 주요 원인이지만 막상 요리를 하려고 해도 재료 손질이 번거롭고 조리 시간이 길어서 실행이 쉽지 않다. 그러나 비타민과 달리 식이 섬유는 시간이 지나도 함유량이 감소하지 않기 때문에 주말에 여러 가지 반찬을 만들어 두면 먹기 편하다.

채소 중 고구마나 감자 같은 뿌리채소는 식이 섬유뿐 아니라 당질 함량도 높은 편이다. 칼로리도 높기 때문에 지나치게 많이 섭취하지 않도록 유의한다. 반면 당질이 적고 식이 섬유가 많은 시금치와 양배추 같은 잎채소는 안심하고 마음껏 먹어도 좋다. 잎채소, 해조류, 버섯류 가운데 한 가지는 매끼 꼭 식탁에 올리는 연습을 하자.

○
투자 3.
질 좋은 단백질, 생선으로 섭취하기

(레시피 제2장, 90~97쪽)

충분한 단백질 섭취는 식사에서 매우 중요하다. 하지만 단백질을 어떤 음식으로 얼마나 섭취할지 따져 보는 사람은 그리 많지 않다. 실제로 단백질을 섭취하려고 고기 위주 식사를 하다가 체내 염증을 유발하는 사례도 있다. 단백질은 고기, 생선, 달걀, 콩 등으로 골고루 섭취해야 한다. 특히 일주일에 세 번 생선을 먹는 습관은 다양한 질병을 예방하는 확실한 먹는 투자다. 단백질과 체내 염증의 관계, 생선 효능을 살펴보고 단백질을 적절히 섭취하는 방법을 알아보자.

몸 상태가 좋지 않을 때 건강 검진 결과, '체내에 염증이 생겼다.'라는 이야기를 들어 본 적 있는가? 염증은 세포가 손상되어 일어나는 현상으로 염증이 악화하면 각종 질병 발병률이 높아진다. 염증은 다음과 같은 질병을 일으킨다.

- 치주염
- 관절염
- 교원병(피부, 힘줄, 관절 같은 결합 조직에 괴사 따위의 변화가 발견되는 질환을 통틀어 이르는 말— 옮긴이)
- 아토피성 피부염
- 간염
- 콩팥염
- 동맥 경화
- 치매
- 암

관절염 같은 질병은 통증을 동반하기 때문에 염증 여부를 쉽게 판단할 수 있지만 내장 기관이나 혈관 조직에 생기는 만성 염증은 자각 증상이 거의 없는 데다 통증을 수반하지 않아 발견이 어렵다. 실제로 심장 혈관에 염증이 발생했는데 눈치채지 못하는 사이에 협심증이나 심근 경색 등으로 발전한 예도 있다.

이러한 염증을 예방하려면 두 가지 포인트를 기억해야 한다. 먼저 현재 체내에 염증이 있는지 검사해야 한다. 염증의 유무는 혈액 검사에서 고감도 C 반응 단백(hs-CRP, high-sensitivity C-Reactive Protein) 수치로 확인할 수 있다. CRP는 단백질의 일종으로 체내 어딘가에 염증이 생기면 그 수가 증가한다. hs-CRP의 적정 수치는 $0.1mg/dl$ 미만이다. 일반 CRP로 $0.1mg/dl$ 이하 값은 검출할 수 없지만 hs-CRP는 $0.001mg/dl$까지 측정이 가능하니 참고한다.

염증을 예방하기 위한 또 다른 포인트는 염증을 억제하는 음식을 섭취하고 염증을 유발하는 음식을 피하는 것이다. 염증 예방을 위해 피해야 할 음식들은 제4장에서 자세히 다루겠다.

염증을 억제하는 대표적인 음식은 역시 생선 기름(魚油, 어유)이다. 특히 해산물은 오메가-3 지방산이라 불리는 DHA와 EPA 등이 풍부해 만성 염증을 억제하는 효과가 뛰어나다. 단백질은 일주일에 세 번 이상 생선으로 섭취하고 이 외에는 닭고기, 달걀, 콩을 기본 섭취원으로 삼는다. 육류를 과잉 섭취하면 염증 물질인 아라키돈산이 발생해 체내 염증을 유발하기 때문이다. 특히 소고기, 돼지고기의 특정 성분이 장내 세균 작용으로 발암 물질을 생성한다는 보고가 있는 만큼 주의가 필요하다. 남성의 경우 육류 단백질을 많이 섭취할수록 사망률이 높아진다는 연구 보고도 있다.

게다가 붉은색 육류를 정기적으로 섭취하면 장내 세균이 소화 중에 생성하는 부산물인 트릴메탈아민-N-옥사이드(TMAO, Trime-thylamine-N-oxide) 농도가 상승한다. 이 물질의 혈액 중 농도가 높으면 콩팥 기능이 떨어지는데 이 상태가 지속되면 합병증으로 동맥 경화 같은 심장 질환이 나타나기 쉽다.

노폐물의 배출 과정을 예로 살펴보자. 소화되지 않은 단백질은 대장으로 이동해 유해균과 반응하여 암모니아 같은 유해 물질로 바뀐다. 암모니아는 장에서 흡수되어 간으로 이동한 뒤 독성이 약한 물질로 바뀌면 콩팥에서 소변 형태로 배출한다. 육류의 과다 섭취는 이러한 배설 관련 장기에 부담을 준다.

DHA와 EPA처럼 오메가-3 지방산을 풍부하게 함유한 생선을 정기적으로 섭취하면 체내 염증을 억제할 뿐 아니라 정신 건강에도 긍정적으로 작용한다. 오메가-3 지방산에 대해서는 추후 자세히 설명하겠다.

그렇다고 육류를 전혀 먹지 말라는 얘기는 아니다. 다양한 단백질원을 골고루 균형 있게 섭취하기를 당부하고 싶을 뿐이다. 고등어, 정어리 같은 등 푸른 생선이나 연어는 단백질 외에 비타민D도 풍부하다. 물론 비타민D는 염증 억제 작용을 한다.

비타민D는 제1장에서 언급했듯 명칭은 비타민이지만 그 기능은 호르몬과 유사하다. 화학 구조도 스테로이드 호르몬과 비슷하며 체내 염증을 억제한다. 오랫동안 아토피로 고생하던 여성 환자

중에는 비타민D의 효능을 알고 영양 보충제로 섭취하기 시작했더니 얼마 지나지 않아 증세가 눈에 띄게 좋아졌다는 소식을 전한 사람도 있다.

그 밖에도 비타민D는 뼈를 튼튼하게 하고 대장암이나 유방암 등 각종 암과 우울증을 예방한다. 게다가 감기 및 인플루엔자 바이러스에 대한 저항력을 높이고 감기로 인한 콧물이나 코 막힘 같은 염증 반응을 완화한다. 아파도 마냥 누워만 있을 수 없는 바쁜 현대인에게 필수 영양소인 셈이다. 비타민D는 현대인에게 부족한 대표 영양소이므로 제2장을 참고해 비타민D가 풍부한 등 푸른 생선이나 연어를 적극적으로 섭취하기 바란다.

생선 섭취량이 점차 줄고 있는 현상은 최근 들어 더 심각해진 듯하다. 재료 손질과 음식물 쓰레기 처리가 번거로워서 생선을 요리하기 꺼려진다면 통조림이나 토막 생선, 회처럼 이미 손질된 식재료를 선택해 보면 어떨까? 식탁에 생선을 자주 올릴 수 있는 장치를 각자 마련하길 권한다. 제2장에서는 바쁜 현대인도 간단히 만들 수 있는 생선 레시피를 소개했으니 참고하자.

생선 섭취가 여의치 않은 경우에는 영양 보충제를 활용한다. 비타민D의 1일 섭취 권장량은 $1000 \sim 5000 IU (25 \sim 125 \mu g)$다. 많은 이들이 비타민D라면 대부분 말린 표고버섯을 떠올리지만 표고버섯이 함유한 영양소는 비타민D2다. 인체가 필요로 하는 성분은 비타민D3이므로 표고버섯을 먹는 것으로는 충분하지 않다. 그 대신 비타민D는 자외선을 쬘 때 피부에서 합성된다. 팔다리를 노출하고 날씨가 좋은 날에 20분, 주 3회 정도 햇볕을 쬐기만 해도 비타민D 혈중 농도가 올라간다. 자외선은 피해야 할 공공의 적이지만 걷기 운동이나 일광욕 등으로 적당히 흡수하는 것은 안티에이징에 오히려 효과적이다. 정기적인 혈액 검사로 체내에 비타민D가 얼마나 있는지 자주 파악하자.

○

투자 4.
'1일 4색' 채소로 염증 예방

(레시피 제2장, 98~105쪽)

　　최근 채소 섭취가 부족해 걱정이라며 평소 의식적으로 채소를 섭취하려고 노력하는 이들이 많다. 그러나 대체 채소를 얼마나 먹어야 하는지, 지금껏 챙겨 먹은 양이 과연 적절했는지는 누구도 확신할 수 없다. 이러한 질문을 던지는 환자에게 나는 이렇게 대답한다.

　　"하루에 네 가지 색 채소를 골고루 드세요."

　　채소의 '양'이 아닌 '색'으로 섭취 기준을 바꾸면 충분히 먹었는지 아닌지 더 쉽게 판단할 수 있다. 이를테면 빨강, 노랑, 주황, 초록, 보라, 검정, 하양 일곱 가지 채소 중 최소 하루에 네 가지 색 이상을 섭취하는 것을 목표로 삼는 식이다. 각기 다른 색깔의 채소에는 저마다의 향과 쓴맛이 있다. 이는 채소가 포함하고 있으며 독특한 기능을 하는 파이토케미컬(Phytochemical)이라는 화학 물질 때문이다.

파이토케미컬은 말 그대로 식물이 가진 화학 성분이라는 의미다. 흔히 5대 영양소에 이어 6대 영양소로 식이 섬유를 꼽곤 하는데 파이토케미컬은 7의 영양소라 불린다. 파이토케미컬은 움직이지 못하는 식물이 천적 또는 자외선 등으로부터 자기를 보호하기 위해 자력으로 만들어 내는 성분으로 인간의 몸에서도 유익하게 작용한다는 사실이 연구를 통해 밝혀졌다. 비교적 친숙한 항산화 물질인 베타카로틴(Betacarotene)이나 폴리페놀(Polyphenol)도 파이토케미컬의 일종이다.

파이토케미컬을 먹는 투자에 효과적으로 활용하려면 다양한 기능을 가진 항산화 물질을 두루 섭취하는 게 중요하다. 1일 4색으로 구성된 채소를 매일 섭취해 다양한 항산화 물질이 활성화되면 건강에 유효한 기능을 최대한으로 누릴 수 있다.

각 색깔에 들어 있는 파이토케미컬의 명칭, 특징, 해당 채소는 다음과 같다.

빨강

- 리코펜(Lycopene): 강한 항산화력을 자랑한다. 항산화력이 강하다는 베타카로틴의 10배, 비타민E의 100배에 달할 정도다. 이 물질을 함유한 대표 채소는 토마토와 수박이다.
- 캡사이신(Capsaicin): 리코펜보다 더 강력한 항산화 작용을 한다. 혈액 순환을 돕고 대사를 증진하며 체지방 연소를 촉진한다. 대표 채소는 고추다.

노랑

- 플라보노이드(Flavonoid): 항산화 작용은 물론 비타민C 흡수를 촉진하고 혈관을 튼튼하게 한다. 대표 채소는 양파와 노란 파프리카다.

주황

- 베타카로틴, 알파카로틴(Alpha carotene), 크립토크산틴(Cryptoxanthine): 몸속에서 비타민A로 바뀐다. 강한 항산화 작용을 해 피부와 점막을 보호하고 암을 예방한다. 대표 채소는 단호박과 당근이다. 단, 당질이 많으므로 과다 섭취하지 않도록 주의한다.

초록

- 엽록소(chlorophyll, 클로로필): 식물이 광합성을 하는 데 필요한 성분이다. 항산화 작용 외에도 혈액 순환을 돕고 혈중 콜레스테롤을 낮추는 작용을 한다. 대표 채소는 시금치, 소송채, 쑥갓, 양배추다. 말차(抹茶, 찻잎을 증기로 쪄서 말린 뒤 곱게 갈아 분말 형태로 만든 찻가루 — 옮긴이) 또한 엽록소가 풍부한 식재료다.

보라

- 안토시아닌(Anthocyanin): 강한 항산화 작용을 하며 백내장을 예방하는 효과도 있다. 열에 약하므로 생으로 먹는 편이 좋다. 대표 채소는 가지, 적양배추, 적차조기다.

검정

- 클로로겐산(Chlorogenic Acid): 공기에 닿으면 검게 변하는 성분으로 변색은 산화를 의미한다. 항산화 작용뿐 아니라 체지방 연소를 촉진한다. 대표 채소는 감자, 고구마, 우엉이다. 다만 당질을 지나치게 섭취하지 않도록 주의한다. 채소는 아니지만 커피에도 클로로겐산이 풍부하게 들어 있다.

하양

- 황화 알릴(Allyl Sulfide): 매운맛이 있는 성분이다. 항산화 기능
  과 암 예방 효과가 있으며 체내 유해 물질 배출을 돕는다. 대
  표 채소는 마늘과 대파다.
- 아이소싸이오사이아네이트(Isothiocyanate): 매운맛이 있는 성분이
  다. 재료를 갈거나 썰 때 세포가 파괴되면서 발생한다. 항산
  화와 혈액 순환에 도움이 되며 위궤양과 위염을 유발하는 헬
  리코박터 파일로리균을 없애 준다. 대표 채소는 브로콜리 새
  싹, 브로콜리, 양배추, 무다.

○

투자 5.
코코넛오일 갖춰 두기

(레시피 제2장, 106~111쪽)

몇 년 전부터 다양한 효능으로 인기를 얻은 코코넛오일은 이제 어느 마트에서나 판매할 정도로 친숙한 재료가 되었다. 혹시 집에 코코넛오일이 없다면 꼭 하나 갖춰 두기를 권한다. 코코넛오일이 어떤 이로운 작용으로 현대인의 건강을 지켜 주는지 간단히 살펴보자.

코코넛오일의 여러 장점 가운데 으뜸은 단연 뇌 기능 향상이다. 두뇌 활동이 많은 사람이라면 특히 눈여겨볼 만하다. 코코넛오일은 약 60%가 중간 사슬 지방산으로 이뤄져 있다. 중간 사슬 지방산은 보통의 지방산과 달리 혈관에서 혈액으로 바로 흡수되어 간에서 대사 작용을 한다. 이때 중간 사슬 지방산은 케톤체라는 물질로 변화해 뇌로 이동하고 이후 신경 세포의 에너지원으로 쓰인다. 즉 코코넛오일이 뇌세포를 움직이는 데 매우 효율적인 에너지원인 셈이다.

코코넛오일이 주목받기 시작한 계기는 알츠하이머병이었다. 이 식재료를 치료에 접목할 수 있지 않을까 하는 견해가 제기된 것이다. '제3의 당뇨병'이라 불리는 알츠하이머병 환자들은 뇌 신경 세포가 당을 에너지원으로 사용하지 못한다. 그런데 코코넛오일을 먹으면 혈중 케톤체가 증가해 뇌 신경 세포의 에너지원을 확보할 수 있다. 이러한 기전으로 알츠하이머가 개선될 여지가 보이니 자연히 관심이 모였다.

당질 제한 식단에도 코코넛오일은 훌륭한 재료로 활용할 수 있다. 당질 섭취를 줄이면 몸은 주된 에너지원으로 당질이 아닌 지방을 선택한다. 이때 지질 대사물인 케톤체가 생성되는데, 바로 이 때문에 코코넛오일이 당뇨병의 식이 요법으로 주목받는다. 코코넛오일은 공복감을 없애 줄 뿐 아니라 당뇨병의 합병증 가운데 하나인 말초 혈관 질병을 예방하는 성분을 포함하고 있다. 하지만 아무리 효능이 좋아도 과잉 섭취는 금물이다.

전문가들은 과하게 가공하거나 고온 처리한 오일은 오히려 건강을 해칠 수 있다고 경고한다. 코코넛오일을 고온 추출할 경우

유해 물질인 트랜스 지방산이 만들어지기 때문이다. 그러니 값이 조금 비싸더라도 저온 추출한 코코넛오일을 고르도록 하자. '엑스트라 버진'이라는 표기가 있다면 더욱 안심이다.

○

투자 6.
여성이라면 반드시 철분 보충

(레시피 제2장, 113~117쪽)

이번에는 여성에게 특히 중요한 영양소, 철분에 관해 이야기하려 한다. 철분은 월경을 치르는 여성들이 특히 결핍되기 쉬운 영양소로 실제로 많은 여성이 철분 부족으로 인한 빈혈, 피로, 냉증, 어지럼증 같은 증상을 겪는다.

여성은 보통 월경으로 매달 $20 \sim 140 ml$의 혈액을 손실한다. 임신이나 출산 시에는 필요한 철분의 양이 한층 증가한다. 철분이 부족하면 저체온, 냉증, 편두통 같은 증상이 나타나는데 이는 체내 에너지 생산이 줄었기 때문이다.

세포 속에는 미토콘드리아라는 기관이 있고 거기에서 만들어지는 ATP가 인체 에너지원이다. 따라서 몸을 움직이고 체온을 유지하며 신진대사가 원활하게 이루어지려면 반드시 ATP가 필요하다. 그리고 이 ATP를 만들 때 없어서는 안 될 효소 중 하나가 바로 철분이다.

다시 말해 철분이 없으면 ATP가 생성되지 않고 인체는 기름 없는 자동차처럼 움직임을 멈춘다. 나른함과 냉증이 찾아오고 머리 회전은 둔해진다. 월경으로 철분이 부족해지기 쉬운 여성에게 냉증이나 빈혈이 자주 나타나는 것도 이 때문이다.

철분 결핍은 빈혈뿐 아니라 초조함이나 우울감 같은 정서 불안을 초래한다. 실제로 일본 후생노동성이 실시한 '2014년 환자 조사'에 따르면 기분 장애(조울증 포함)를 겪는 환자는 남성이 41만 8000명인 데 비해 여성은 약 70만 명으로 그 수가 훨씬 많았다. (보건복지부가 발표한 '2016년 정신질환 실태조사'에서도 기분 장애 여성 환자 수가 49만 9000명으로 25만 명인 남성 환자보다 약 2배 더 많았다.— 옮긴이)

냉증, 어지럼증, 초조함, 불안감 등 철분 결핍 증상이 나타날 때는 우선 페리틴(Ferritin) 검사를 받아 보자. 페리틴은 철분을 비축하는 단백질이다. 일반 건강 검진으로 확인하는 혈청 철분이 지갑에 든 돈이라면 페리틴은 은행에 맡긴 예금액과 같다. 혈청 철분 농도는 몸 상태에 따라 크게 달라지지만 그에 비해 페리틴 수치는 꽤 안정적이다. 그래서 몸에 축적된 철분 값을 확인할 수 있는 지표 역할을 한다. 페리틴의 적정 수치에 대해서는 여러 의견이 있지만 나는 $100\pm20ng/ml$를 기준으로 삼고 있으며 40 이하는 철분 부족, 200 이상은 철분 과잉으로 진단한다. 참고로 철분 과잉은 동맥 경화의 위험성을 높이는 것으로 알려져 있다.

페리틴 수치가 기준보다 낮을 때는 두 가지 방법으로 대응할 수 있다. 철분이 풍부한 식품을 먹거나 영양 보충제를 복용하는 것이다. 철분 함량이 높은 식재료는 달걀, 육류, 생선, 간, 무청, 소송채, 시금치 등이다. 흡수율은 동물성 식품에 함유된 헴 철분(Heme Iron)이 높은 편이다. 그에 비해 식물성 식품에 들어 있는 비헴 철분(Nonheme Iron)은 흡수율이 낮아서 채소를 아무리 먹어도 충분히 영양소를 보충할 수 없다. 따라서 폐경 전 여성들에게는 철분 보충제 섭취를 적극 권한다.

ATP 생산을 촉진하려면 철분과 더불어 비타민B군 섭취가 매우 중요하다. 지방·탄수화물·단백질 3대 영양소를 에너지로 바꾸는 데 꼭 필요한 영양소가 바로 비타민B군이기 때문이다. 체내에 비타민B군이 부족하면 철분 결핍 때와 마찬가지로 ATP를 생산하는 회로가 정지한다. 결과적으로 피로가 풀리지 않고 세포 회복 기능이 제대로 작동하지 않아 피부가 푸석해지고 에너지가 고갈되기 쉽다. 특히 다음과 같은 사람들은 비타민B군 결핍을 조심하자.

당질 섭취량이 많은 사람

비타민B군은 당의 대사 과정에서 주로 소비된다. 밥이나 빵, 면처럼 당질을 많이 포함한 음식을 즐겨 먹는다면 비타민B 만성 부족 상태일 가능성이 크다.

지적 노동을 하는 사람

비타민B는 뇌와 신경 기능에서 매우 중요한 역할을 한다. 정보가 뇌에서 신경으로 제대로 전달되도록 하고 정보 전달 물질의 합성을 돕는다. 지적 노동 후에 축 처지고 묵직한 피로감을 느낀다면 비타민B군이 상당히 소모되어 뇌가 극도로 피로한 상태라고 볼 수 있다.

배변이 불규칙한 사람

비타민B군은 장내 세균에 의해서도 합성된다. 따라서 장내 세균총 균형이 흐트러지면 비타민B군의 공급이 저하되어 체내에 결핍이 생길 수 있다. 변을 매일 보지 않거나 설사가 잦은 사람은 장내 균형이 깨진 상태이므로 비타민B가 충분히 합성되지 않을 수 있다.

비타민B군에는 비타민B1, 비타민B2, 니아신, 판토텐산, 비타민B6, 비타민B12, 엽산, 비오틴과 같은 비타민 8종이 포함되며 이들은 서로 협력하며 작용한다. 비타민B가 풍부한 음식으로는 돼지고기, 닭 간, 연어, 정어리, 꽁치, 바지락, 조개, 굴 등이다. 현미, 달걀, 양파, 해조류에도 비타민B가 다량 들어 있으며 시금치나 브로콜리 같은 잎채소는 엽산 함량이 높다.

비타민B는 수용성으로 체내에 축적되지 않으므로 매일 꾸준히 섭취하는 편이 바람직하다. 식사로 충분히 섭취하기 어려운 경우에는 종합 비타민이나 비타민B군이 균형 있게 포함된 비타민B군 영양제로 보충한다.

제2장에서 ATP 생산에 관여하는 철분과 비타민B군을 한 번에 섭취할 수 있는 요리법을 소개했다. 피곤하고 지친 날, 이 음식을 먹고 에너지를 보충해 보자.

○

투자 7.
남성 호르몬 늘리기

(레시피 제2장, 118~125쪽)

"왠지 의욕이 나지 않아."

"기분이 처지고 기운이 하나도 없어."

이런 말이 나올 정도로 체력이 방전되었다고 느낀다면 의욕과 관련한 남성 호르몬 테스토스테론 분비가 부족한 상태일 수 있다. 남성 호르몬은 남성뿐 아니라 여성의 활력 유지에도 매우 중요하다. 테스토스테론 분비 저하 상태가 오래 지속되면 의욕 및 기억력 감퇴, 골량과 근육량 감소 등 다양한 증상이 나타난다. 심한 경우 우울증이 생기기도 한다. 숙면을 취하고 스트레스가 쌓이지 않도록 생활 패턴을 개선하면 남성 호르몬 분비가 늘어난다. 물론 식사로도 충분히 보충할 수 있다.

남성 호르몬 증가의 핵심은 DHEA, 즉 디히드로에피안드로스테론(Dehydroepiandrosterone)이다. 이는 남성 호르몬과 여성 호르몬의 원료가 되는 스테로이드 호르몬 중 하나로 부신에서 생성된다. DHEA의 혈중 농도는 20대를 정점으로 나이가 들수록 서서히 감소한다. 개인차는 있지만 70대는 20대의 약 20% 수준까지 줄어든다. 한편 건강하게 장수한 남성은 DHEA 혈중 농도가 높은 수준으로 유지된다는 연구 보고가 있다. 그래서 건강한 노년기와 DHEA의 연관성이 항노화 의학 연구에서 주목받고 있다.

미국에서는 DHEA가 영양 보충제 형태로 출시되어 손쉽게 구할 수 있지만 현재 일본에서는 스테로이드 호르몬을 증가시킨다는 이유로 의료 기관에서만 구입 가능하다.(한국에서는 미국과 마찬가지로 처방전 없이도 DHEA 영양 보충제를 손쉽게 구할 수 있다.— 편집자) 그렇다고 DHEA를 섭취하기 어려울 것이라고 실망할 필요는 없다. 참마나 토란을 비롯해 점성이 있는 덩이줄기 채소로 충분히 섭취할 수 있다.

1930년대 미국의 한 연구자가 참마에 몸속 DHEA를 늘리는 성분이 들어 있다는 사실을 발견했다. 그때부터 참마가 건강에 좋다고 알려지기 시작했고 동일 계통의 점성이 있는 덩이줄기 채소인 토란, 타로, 얌 등에 호르몬과 동일한 작용을 하는 물질이 다량 들어 있다는 사실이 밝혀졌다. 이들은 모두 동맥 경화나 심근 경색, 당뇨병 같은 생활 습관병을 예방하는 데도 효과가 뛰어나다.

건강을 투자 관점으로 본다면 호르몬 균형을 적절하게 유지하는 것은 꽤 중요한 일이다. 앞서 제2장에서 소개한 요리법 등을 참고해 적극적으로 DHEA를 섭취하기 바란다. 특히 닭가슴살 같은 질 좋은 단백질과 굴, 바지락, 새우 등 아연이 풍부한 해산물은 테스토스테론 생성을 촉진하는 효과가 있다. 젊음을 유지하기 위해 매일 챙겨 먹어야 할 식재료들이니 꼭 기억해 두자.

하루 중 남성 호르몬 분비가 가장 활발한 때는 아침이다. 아침에 활력이 없다면 그 자체로 위험 신호다. 우선 혈액 검사로 체내 DHEA 농도의 지표인 DHEA-S 수치를 확인해 보길 권한다.

○
투자 8.
비타민 D·아연·마그네슘은
보충제로 섭취하기

앞에서는 식사로 섭취 가능한 영양소를 제2장에서 소개한 요리법과 연결해 살펴봤다. 이번에는 식사 외 방법으로 섭취할 수밖에 없는 영양 성분에 대해 설명하려 한다.

대표적인 영양소는 비타민D, 아연, 마그네슘이다. 이 세 가지 영양소는 현대인의 생활 패턴상 결핍되기 쉬운 성분들이다. 식사만으로 필요량을 채우기 어려우므로 영양 보충제를 적극 활용하길 추천한다.

비타민D

스테로이드 호르몬과 유사하게 작용하는 비타민D는 뼈 건강뿐 아니라 면역력 강화, 동맥 경화·당뇨병 예방, 근력 유지 등 다양한 기능을 한다. 비타민D는 햇볕을 쬐면 피부에서 만들어지며 앞서 설명했듯이 등 푸른 생선이나 연어 같은 생선으로 보충할 수 있다. 그러나 나이가 들면 피부에서 생성되는 비타민D 양이 감소하고 동시에 식사량까지 줄어들기 때문에 비타민D가 결핍되기 쉽다. 실제로 고령자의 비타민D 부족 문제는 전 세계가 겪고 있는 심각한 건강 문제 중 하나다.

나는 혈액 검사 결과에 따라 영양 보충제 섭취를 권한다. 혈액 중 25(OH)D3 농도가 $20ng/ml$ 미만이면 결핍, $20{\sim}30ng/ml$이면 부족으로 판단한다. 이때는 $40ng/ml$ 이상 섭취를 목표로 삼고 비교적 저렴한 가격으로 꾸준히 먹을 수 있는 비타민D3 영양제로 보충한다. 일반적으로 1일 섭취량은 $1000{\sim}5000IU(25{\sim}125\mu g)$가 적당하다.

아연

200종 이상의 대사 효소에 관여하는 아연은 DNA나 단백질 합성, 성호르몬 분비, 면역력 조절, 시력·청력과도 관련 깊은 매우 중요한 영양소다. 아연은 항산화 효소인 슈퍼옥사이드 디스뮤타

제(SOD, Superoxide Dismutase)의 활성 중심(Active Center, 효소의 필수 구성 성분) 역할을 한다. 이 과정은 산화 스트레스로 손상된 세포를 보호하는 데 효과적이다. 특히 금속인 아연이 몸속에서 녹 방지제 역할을 한다는 점이 무척 흥미롭다.

체내 아연량은 노화와 과음 등을 이유로 감소한다. 알코올을 분해할 때 아연이 대사 효소 재료로 쓰이기 때문이다. 음주량이 많아지면 당연히 아연 소비도 증가한다. 더 큰 문제는 최근 들어 아연 섭취량 자체가 감소하는 추세라는 점이다. 미국의 1일 아연 섭취 기준량은 15mg인데, 최근 보고에 따르면 60세 이상 노인 중 약 40%가 약 7mg 수준의 아연을 섭취하는 것으로 나타났다.

앞서 설명했듯이 아연 결핍은 중금속 오염이라는 막대한 건강 손실을 불러온다. 아연이 부족한 빈틈을 유해 금속이 대신하기 때문이다. 즉 원소 성질이 비슷한 카드뮴이나 수은이 아연 대신 체내에 흡수되는데 카드뮴은 쌀, 수은은 대형 어류에 다량 들어 있어 섭취할 기회도 잦다. 결국 자신도 모르는 사이에 이런 유해 금속이 체내에 흡수되고 있는 셈이다. 이를 방지하기 위해서는 평소 아연을 충분히 섭취해야 한다.

아연 부족의 또 다른 문제점은 면역력을 떨어뜨린다는 것이다. 아연이 부족하면 감염병에 걸리기 쉽고 암 발병률도 높아진다. 면역 조절 기능이 제대로 작동하지 않기 때문에 몸속 염증도 통제할 수 없다. 결국 동맥 경화와 골다공증, 자가 면역 질환의 위험이 증가한다. 나이가 들수록 체내 아연 총량이 감소한다고 하니 이런 위험에 노출될 확률도 높아질 수밖에 없다. '해가 갈수록 감기에 더 자주 걸리네.', '예전에 비해 감기가 잘 낫지 않아.'라고 느끼는 사람, 술을 자주 마시는 사람은 아연 섭취에 더욱 신경 쓰자.

아연의 1일 권장 섭취량은 15~25㎎이다. 아연이 풍부하게 들어 있는 굴, 간, 치즈, 멸치, 코코아 같은 음식을 그리 즐기지 않는 사람이라면, 또 이런 음식을 자주 먹더라도 식사로 섭취량을 다 채우지 못할 때에는 영양 보충제를 적극 활용한다. 다만 갑자기 많은 양을 섭취하면 급성 중독이 일어날 수 있고 장기간 과다 섭취하면 구리와 철분 흡수를 방해할 위험이 있으므로 주의가 필요하다. 종합 비타민·미네랄 영양제를 활용하면 다른 영양소도 보충하면서 적정량을 섭취할 수 있다.

마그네슘

자다가 갑자기 다리에 쥐가 나 깬 경험이 있는가? 이는 마그네슘이 부족하다는 신호다. 성인 체내 마그네슘은 60%가 뼈에, 27%가 근육에 존재한다. 혈액 중 마그네슘은 전체 양의 1%에 불과하다.

마그네슘 역시 체내 다양한 기능에 관여하는데 무려 300종이 넘는 효소 반응의 보조 인자로 효소 활성에 기여한다. 세포의 에너지원인 ATP 생성을 돕는 보조 효소 역할도 마그네슘이 한다. 세포가 에너지원을 무사히 만들어 내려면 결국 철분뿐 아니라 마그네슘도 충분히 비축하고 있어야 한다.

칼슘 농도 조절은 마그네슘의 또 다른 주요 역할이다. 세포 내 마그네슘이 부족해지면 칼슘 농도가 증가하고 세포 대사에 장애가 발생한다. 이른 아침 다리에 쥐가 나는 현상은 이 때문이다. 근육 수축에 관여하는 영양소는 칼슘이지만 수축한 근육을 이완하는 데는 마그네슘이 꼭 필요하다. 근수축 같은 현상이 혈관 벽에 있는 근육에서 일어나면 혈관이 저절로 수축되는 혈관 연축(血管攣縮)이 발생하는데 바로 이 현상이 고혈압이나 협심증의 원인이 된다. 다시 말해 마그네슘이 부족하지 않도록 잘 관리하면 혈압 조절, 당뇨병·심혈관 질환, 골다공증, 편두통을 예방하는 효과까지 기대할 수 있다는 의미다.

마그네슘을 보충하려면 엽록소가 풍부한 초록색 채소와 해조류, 견과류 등을 자주 섭취하자. 카카오 열매로 만든 초콜릿도 마그네슘 보충에 유용하다. 단, 이때는 당을 과다 섭취하지 않도록 주의한다. 마그네슘을 영양제로 보충할 때 1일 섭취 기준은 200~500mg이다.

○

투자 9.
휴식 시간에는 커피와 초콜릿을

"단 걸 먹어도 되나요?"

"정말 건강을 위한 투자가 맞나요?"

의문에 찬 환자들의 목소리가 들리는 듯하지만 커피와 초콜릿이 건강에 도움이 된다는 사실은 여러 연구에서 이미 밝혀졌다. 커피는 항염증 작용뿐 아니라 항산화, 체열 생산, 장내 세균총의 다양화 등 체내에서 복합적으로 기능한다. 당뇨병 예방, 간 질환에도 효과적이라는 연구 결과가 다수 발표되었고 장수에 효과적이라는 의견도 있다.

초콜릿도 마찬가지다. 항염 효과가 있어서 초콜릿을 섭취하면 염증 반응 수치인 C-반응 단백(CRP, C-Reactive Protein, 간에서 합성되는 단백질의 일종으로 염증이 생기면 혈중 농도가 높아진다.― 편집자) 값이 낮아진다. 초콜릿의 원료인 카카오 열매에 포함된 테오브로민(Theobromine) 성분 덕이다. 테오브로민은 체내에서 알칼로이드(Alkaloid, 식물에서 얻을 수 있는 유기 화합물로 체내에서 약리작용을 한다.― 편집자) 작용을 하는데, 이로 인해 좋은 콜레스테롤이 증가하고 혈관 상태가 개선되면 자연스럽게 염증 수치도 낮아진다.

다만 초콜릿을 섭취할 때는 두 가지를 주의해야 한다. 첫째, 설탕과 지방을 다량 포함하므로 너무 많이 먹지 않는다. 둘째, 초콜릿 효과를 검증할 때 사용했던 것과 동일한 제품을 택한다. 이는 카카오 함유량이 70% 이상인 초콜릿을 의미한다. 다시 말해 다크 초콜릿 몇 조각과 커피를 즐기는 시간은 건강한 생활 습관으로 추천할 만하다.

○

투자 10.
잠들기 전 글리신 섭취

수면에 어려움을 겪는 사람은 많지만 정작 영양 상태가 수면의 질에 영향을 준다는 사실은 그다지 알려진 바가 없다. 우리가 잠을 잘 때 뇌세포는 살짝 틈이 벌어진 상태다. 우리가 깨어 있을 때 처리하지 못한 노폐물이 이 틈을 통해 몸 밖으로 원활히 배출되는 것이다. 이에 관한 연구 결과를 국제 유명 학술지 〈사이언스〉에서 자세히 소개했다. 수면 중 뇌세포가 미세하게 수축해 틈새가 생기면 이곳으로 뇌척수액이 유입되어 낮 동안 배설하지 못한 노폐물을 씻어 낸다는 사실을 이 연구에서 밝혀냈다.

'아이는 잘 때 큰다.'라는 말이 있듯이 몸의 발육과 회복을 담당하는 성장 호르몬은 수면 중에만 분비된다. 성장 호르몬이 덜 분비되면 세포의 신진대사가 활발하지 못해 노폐물이 쌓인다. 다시 말해 수면은 뇌의 청소 시간이다. 이 때문에 자는 시간을 아껴 늦게까지 일하는 습관은 오히려 업무 효율을 떨어뜨린다.

일의 효율을 높이기 위해서는 양질의 수면이 중요하다. 그러나 실제로는 잠이 오지 않아서 혹은 선잠을 자다가 중간에 자주 깨 고민하는 직장인도 많다. 불면을 해소하려면 수면 리듬을 바꾸거나 낮 시간에 몸을 많이 움직여야 한다. 그 밖에도 다양한 방법이 있지만 영양 상태를 개선하는 것도 수면의 질을 높이는 데 효과적이다. 깊은 수면을 유도하기 위해 글리신(Glycine) 섭취도 권한다.

글리신은 근육과 피부 등을 구성하는 아미노산의 일종이다. 가리비나 새우에 다량 함유되어 있으며 체내에서도 일부 만들어진다. 새우의 단맛을 내는 성분이기도 하다. 또한 신경 전달 물질 기능을 하며 피부 탄력을 유지하는 콜라겐 구성 성분의 3분의 1을 차지한다. 항산화 물질인 글루타치온(Glutathione)과 근육의 에너지원인 크레아틴(Creatine)도 글리신을 재료로 한다.

사람은 잠이 들 때 심부 체온(신체 내부 기관의 온도로 손발 같은 신체 말단 부위 체온과는 구별된다.—옮긴이)이 낮아지며 이 속도가 빠를수록 숙면할 수 있다. 이 수면 유도 과정에 글리신이 영향을 준다. 따라서 잠자기 전에 글리신을 섭취하면 수면의 질이 좋아질 수 있다.

글리신이 콜라겐의 구성 성분인 만큼 잠들기 전 콜라겐 생성에 꼭 필요한 비타민C와 함께 섭취하면 피부 미용 효과도 얻을 수 있다. 이외에도 글리신은 혈관과 뼈를 튼튼히 하는 작용을 한다. 글리신 보조제를 선택할 때는 성분표를 확인하여 글리신 100% 제품을 고르는 편이 좋다. 글리신의 1일 권장 섭취량은 3g이다.

아침저녁으로 비타민B군 영양제와 글리신을 함께 섭취하는 것도 좋은 방법이다. 앞서 설명한 대로 비타민B군은 지방 · 탄수화물 · 단백질 3대 영양소 에너지 대사를 원활하게 하는데 이로 인해 ATP도 순조롭게 만들어진다. 질 좋은 수면으로 에너지가 제대로 충전되면 더 활기찬 아침을 맞이할 수 있다.

반면 자기 전에 먹으면 수면의 질을 떨어뜨리는 물질도 있다. 밤이 되면 멜라토닌(Melatonin)이라는 호르몬 분비량이 많아지면서 수면 리듬을 조절하는데 자기 전 알코올이나 당질을 과다 섭취하면 멜라토닌 분비에 문제가 생긴다. 평소 잠들기 어렵고 얕은 잠을 잔다면, 그래서 자다가도 자주 깬다면 취침 두세 시간 전에 식사를 마치고 혈당을 높이는 음식을 자제한다.

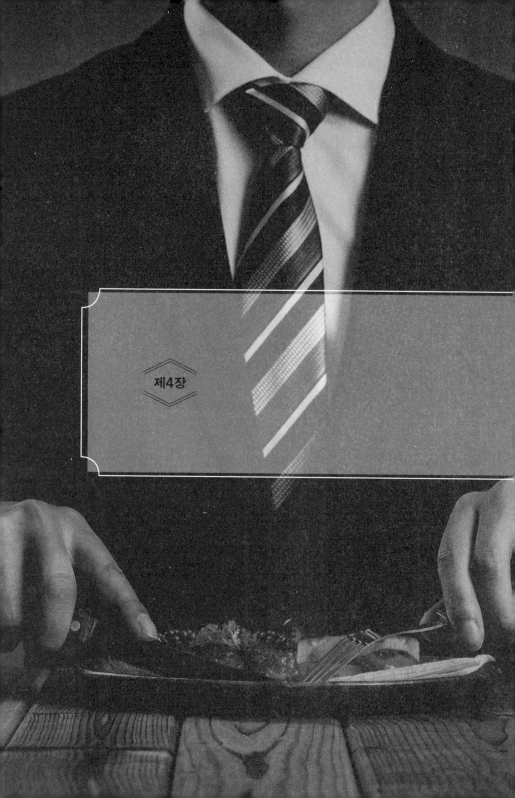

제4장

먹지 않는 투자

○

'먹지 않는 것'이
곧 투자다

지금까지 업무 효율을 높이는 데 필요한 음식과 올바른 섭취 방법을 알아봤다. 이번 장에서는 업무 효율을 떨어뜨리는 위험 요인을 짚어 보고자 한다. 책머리에서도 밝혔듯 최적의 건강 상태를 유지하려면 '무엇을 선택해야 하는가?'를 자주 생각해야 한다. 이에 못지않게 중요한 질문은 '무엇을 피해야 하는가?'다. 아무리 좋은 것을 챙겨 먹어도 몸에 해로운 음식을 날마다 가까이한다면 아무런 소용이 없지 않겠는가?

현대 사회에서는 무엇을 피해야 할지 정확히 알지 못하면 무의식중에 먹지 말아야 할 것들을 섭취하기 쉽다. 제대로 된 지식을 갖고 스스로를 방어할 줄 알아야 한다. 자기 몸을 지키기 위해 무엇을 멀리해야 하는지, 즉 '먹지 않는 투자'에 대해 구체적으로 살펴보자.

○

현대인은
당질 과잉 섭취 중

　당질은 높은 효율로 세포의 에너지를 생산하는 귀중한 영양소다. 다만, 사회가 지나치게 편리해지면서 언제 어디서나 너무 쉽게 당질을 섭취할 수 있게 되었다. 그리하여 현재 많은 현대인이 당질 과잉 섭취 상태다. 아침은 빵, 점심은 파스타, 오후에는 선물받은 과자를 즐긴다. 건강을 위해 채소 주스를 마시고 저녁에는 와인을 곁들인 풀코스 요리를 만끽한다. 고당질 식생활은 직장인에게 전혀 낯설지 않다.

　업무 효율을 높이려면 뇌세포의 에너지원으로 당질이 꼭 필요하다. 하지만 당질을 지나치게 섭취하면 오히려 업무 능률이 떨어진다. 당질 과잉 섭취가 초래하는 위험 가운데 하나는 장기간 고혈당 상태가 지속된다는 것이다. 이로 인해 당질과 단백질이 합성해 만들어 내는 당화 단백질이 증가한다. 당화 단백질이 정상 상태로 되돌아가지 못하면 최종 당화 산물(AGEs, Advanced Glycation End Products)* 상태로 체내에 쌓인다. 그런데 이 AGEs는 다양한 세포 장애를 일으키는 물질이다. 이와 관련한 내용은 199쪽에서 더 자세히 다루겠다.

일본인은 혈당치를 낮추는 호르몬인 인슐린 분비량이 서양인에 비해 적다. 그래서 같은 양의 당질을 섭취해도 서양인보다 고혈당이 되기 쉽다.(서양인과 한국인을 대상으로 분당 서울대병원 임수 교수 연구팀이 2018년 실시한 연구에서도 유사한 결과가 나왔다. — 옮긴이) 게다가 고혈당 상태가 오래 지속되면 당뇨병에 걸릴 위험도 커진다. 당질 중에도 특히 정제된 곡류와 설탕류는 과잉 섭취하면 혈당치를 급격히 변화시켜 업무 효율을 떨어뜨린다.

혈당이 급격히 올라가면 우리 몸은 다량의 인슐린을 분비한다. 이로 인해 인체는 혈당을 낮추기 시작하는데 문제는 혈당이 적정 수준에 도달한 후에도 인슐린 작용이 멈추지 않을 때 발생한다.

---

* 단백질이나 지방에 당 구조가 결합한 체내 독소 물질로 고혈당 상태일 때 산화 스트레스를 받아 분자 구조가 손상되며 생긴다.— 감수자

몇 시간 후에 혈당이 필요 이상으로 내려가는 현상, 즉 저혈당이 오는 것이다. 이러한 저혈당 상태에 빠지면 집중력과 사고력이 떨어지고 나른함 같은 증상이 뒤따른다. 고혈당과 저혈당이 초래하는 악영향은 다음과 같다.

당뇨병

당뇨병은 혈중 포도당 농도를 나타내는 혈당이 적정 수준보다 높은 상태로 계속되는 병이다. 현대인 중 20~30%가 이 병을 앓고 있다. 인슐린 분비가 부족하거나 제대로 기능하지 않을 때 발생한다.

당뇨병은 크게 제1형과 제2형 두 가지로 나뉜다. 제1형은 췌장에서 인슐린을 생산하지 못해서 발병하며 제2형은 영양 편중, 과식, 운동 부족 같은 생활 습관으로 인슐린 분비가 감소하고 그 기능이 저하되면서 발병한다. 한창 일할 나이인 장년층에게 높은 비율로 발병하는 쪽은 제2형 당뇨병이다.

하지만 당뇨병이 진짜 위험한 이유는 합병증 때문이다. 당뇨병에 걸리면 AGEs가 증가하면서 말초 혈관이 손상되고 그 결과 당뇨 망막 병증, 당뇨병성 신증, 당뇨병성 말초 신경병증 같은 심각한 합병증이 발생한다.

더욱이 최근에는 당뇨병에 걸린 사람이 알츠하이머형 치매에 걸릴 확률도 높다는 보고도 있다. 즉 당뇨병이 뇌 기능에도 부정적인 영향을 미친다는 사실이 드러난 셈이다.

동맥 경화

고혈당이 지속되면 당연히 혈중 인슐린 농도 역시 늘 높은 상태를 유지한다. 인슐린은 노화를 촉진하는 최악의 호르몬 중 하나인데 그렇기 때문에 항노화 의학에서는 공복 시 인슐린 농도 감소를 중요한 목표로 삼는다.

고혈당, 고인슐린 혈증이 계속되면 동맥에 변성이 일어나기 쉽고 동맥 경화로 발전하면 고혈압과 다양한 심장 질환을 불러일으킨다. 참고로 동맥 경화가 일어난 곳에 혈전이 생기면 혈액이 제대로 순환하지 못해 세포가 죽어 버리는데 이것이 바로 경색이다. 심근 경색이나 뇌경색이 이에 속한다.

비만

인슐린은 비만과 관련이 깊다. 고혈당이 이어지면 인슐린은 지방 세포로 당을 보내 혈당을 낮추려 한다. 그 결과 지방 세포 중에서도 내장 지방이 크게 증가한다. 취침 전 당질을 다량 섭취하는 사람에게서 이러한 현상이 많이 나타난다. 또 내장 지방이 증가함에 따라 지방 세포에서 다양한 물질을 방출하는 과정이 고혈압과 비만의 원인으로 밝혀지기도 했다. 이렇듯 당질 과다 섭취는 끝없는 악순환을 불러일으킨다.

뇌 기능 저하

혈당이 급상승하면 췌장은 인슐린을 대량으로 분비하고 몇 시간 후에는 혈당이 급하강한다. 이러한 급격한 변화 폭은 그야말로 롤러코스터 같다. 인슐린이 대량 분비되면 혈당치가 평상시 공복혈당($80{\sim}100\,mg/dl$)보다 더 낮아지는 저혈당 상태가 오는데 혈당치가 $70\,mg/dl$를 밑돌면 졸음 또는 나른함, 집중력 감소, 초조함 등 다양한 증상이 나타난다. 혈당이 급격하게 변하면 이렇듯 다양한 폐해를 겪을 수 있으므로 당질을 과잉 섭취하지 않도록 주의한다.

그렇다면 당질은 어느 정도 섭취하는 게 적당할까? 당질 적정 섭취량을 판단하는 데 지표가 되는 연구 결과를 소개한다. 2018년 하버드 대학교에서 탄수화물 섭취량과 사망률 관계를 조사한 연구를 살펴보자. 보통 수준의 칼로리를 섭취하는 성인 남녀 1만 5428명을 대상으로 평균 25년 동안 섭취하는 음식과 예상 수명 관계를 조사한 결과 1일 총 에너지의 50~55%를 탄수화물로 섭취한 그룹은 사망 위험이 가장 낮았다. 반면 탄수화물 1일 섭취량이 전체 칼로리의 40% 이하, 70% 이상인 그룹은 사망률이 높았다. 즉 탄수화물 섭취량이 지나치게 많거나 적으면 사망 위험이 높아진다는 의미다.

가장 중요한 것은 과도한 당질 제한이 아니다. 운동량과 체질에 따라 자신의 당질 필요량을 정확히 파악하는 게 우선이다. 이는 경험과 검사를 통해 파악할 수 있다. 나는 내원 환자에게 당질을 1일 200~250g 범위로 섭취하기를 권장한다. 체중 감량이 목적이라면 1일 당질 섭취량을 150g 이내로 정하는 가벼운 당질 제한이 효과적이다.

하버드 대학교 연구에서 가장 낮은 사망률을 보여 준 '탄수화물 50~55%' 섭취 그룹의 1일 당질 섭취량을 살펴보면 하루에 총 2000kcal를 섭취할 경우 탄수화물에서 식이 섬유를 제외한 순수 당질 양은 200~250g 정도다. 다만 책상에 오래 앉아 있거나 규칙적으로 운동을 하지 않는 사람에게는 앞서 소개한 연구가 제안하는 당질 섭취량이 다소 많을 수 있다. 이때는 1일 150~200g 정도가 적당하다. 일반인 1일 당질 섭취량이 200~300g인 것을 감안했을 때 150~200g은 그리 부담스러운 목표가 아니다.

흰밥 한 공기는 당질을 약 50g 포함한다. 섭취량을 쉽게 계산하려면 아침과 점심에 밥을 한 공기씩 먹고 저녁에는 밥 없이 반찬만 먹는다고 생각하면 편리하다. 반찬에 들어 있는 당질까지 고려하면 탄수화물로 섭취하는 당질은 하루 150g에 가깝다. 만약 도저히 공복감을 이기지 못하겠다면 당질 없는 간식을 선택하거나 간식으로 섭취한 당질 양을 생각해 식사 때 밥 양을 조절한다.

언젠가 텔레비전 다이어트 프로그램을 감수한 적이 있다. 참가자 13명이 '1일 당질 섭취 150g'을 한 달간 실천했는데 그 결과 모두 평균 3kg 체중 감량에 성공했다. 다이어트 전후 혈당치를 확인해 보니 지방 분해로 발생하는 케톤체 농도가 다이어트 이전보다 7배 증가한 것으로 나타났다. CT 촬영으로 살펴본 결과 피하 지방과 내장 지방의 감소가 확인되었고 특히 내장 지방이 현저하게 줄었다. 당질을 적절히 제한하자 지방을 쉽게 분해하는 체질로 변한 것이다.

혈당의 널뛰기를 방지하려면 질 좋은 당질을 적정량 섭취하는 것이 중요하다. 먹어야 할 당질과 피해야 할 당질이 무엇인지, 어떻게 먹어야 하는지 자세히 알아보자.

○

먹지 않는 투자 1.
단 음료 멀리하기

캔 커피 같은 시판 음료는 우리가 깨닫지 못하는 사이 설탕을 섭취하기 쉬운 대표적인 식품이다. 달콤한 음료를 마시면 순간적으로 많은 양의 당질이 몸에 들어와 혈당에 악영향을 미친다. 그러니 마실 거리는 물, 차, 커피를 기본으로 하고 음료에는 설탕을 첨가하지 않기를 원칙으로 삼아야 한다.

앞서 설명한 대로 청량음료는 가능한 한 피하는 게 좋다. 일본에서는 청량음료 생산량이 매년 증가하는 추세지만 동시에 건강 관리 측면에서 단 음료에 세금을 부과하거나 설탕을 인공 감미료로 대체하자는 주장이 대두되는 등 청량음료 소비를 경계하는 목소리가 날날이 높아지고 있다.

또한 설탕을 넣은 단 음료나 100% 과즙 주스, 인공 감미료를 사용한 음료가 각각 암 발생과 어떤 연관이 있는지 조사한 연구도 있다. 그 결과, 설탕을 넣은 음료와 100% 과즙 주스를 마신 그룹은 암 발생 비율이 그렇지 않은 그룹에 비해 높았다. 반면 인공 감미료가 들어간 음료를 마신 그룹은 발암률 상승이 확인되지 않았다. 이는 100% 과즙 주스가 건강에 유익하리라는 통념과 정반대되는 결과다. 비록 인공 감미료와 암 발생의 연관성은 드러나지 않았지만 인공 감미료는 장내 세균총을 변화시킬 위험이 있다. 결국 설탕이든 인공 감미료든 마음대로 섭취하는 것은 바람직하지 않다.

아무리 먹어도 포만감이나 만족감이 들지 않아서 계속 먹게 되는 인공 감미료가 이성질화당(異性質化糖, 효소 작용을 활용해 포도당 일부를 과당으로 바꾼 형태로 설탕보다 값이 싸고 단맛이 강해 청량음료나 과자류를 만들 때 주로 사용한다.— 옮긴이)이다. 옥수수 전분이 원료이므로 콘 시럽이라고도 부르고 식품 성분표에는 액상 과당, 고과당 콘 시럽 또는 옥수수 시럽으로 적는다. 청량음료뿐 아니라 과자에도 널리 쓰여 섭취에 반드시 주의해야 한다.

설탕을 섭취하면 소화 기관에서 단당류인 과당과 포도당으로 나뉜 다음 각각 다른 경로로 소화된다. 포도당은 혈액을 타고 온

몸을 돌아다니며 에너지를 만들어 내고 과당은 간 대사 과정을 거쳐 배설된다. 그래서 과당은 단맛이 강하지만 혈당치에 영향을 주지 않으며 포도당보다 칼로리도 더 낮다. 이 때문에 건강에 좋다는 이미지가 널리 퍼져 있다.

포도당이 혈당을 상승시켜 포만 중추를 작동하고 이를 통해 식욕을 떨어뜨리는 데 반해 과당은 이러한 작용을 하지 않아 결과적으로 과잉 섭취할 위험이 크다. 과잉 섭취는 지방간, 대장암 등을 유발하고 건강 자산에 손실을 불러오는 과당 중독을 일으킨다.

이러한 건강 문제를 예방하는 차원에서 세계 각국은 인공 감미료가 들어간 단맛 음료에 세금을 매기는 설탕세를 확대하고 있다. 2014년 설탕이 들어간 음료에 10% 과세를 시행한 멕시코는 1년 사이에 설탕이 든 음료 판매율이 5% 감소했다. 경제적으로 취약한 가정만을 따져 보면 구매율이 약 10% 감소했다.

미국 캘리포니아주(버클리) 역시 2015년부터 설탕이 들어 있는 음료에 세금을 부과하는 소다세를 시행했다. 소다세 세율이 무려 25%에 달한 덕에 법령이 시행된 지 겨우 네 달 만에 저소득층이 주로 거주하는 지역은 청량음료 판매율이 21%나 감소했다.

영국, 프랑스, 핀란드, 헝가리도 마찬가지로 설탕세를 시행하고 있다. 과세를 피하려고 당도를 낮추거나 당을 아예 넣지 않은 음료를 출시하는 기업도 등장했다. 설탕세 도입이 가져올 건강 효과가 향후 다양한 연구를 통해 밝혀지기를 기대해 본다.

설탕은 담배나 술처럼 중독성이 강한 식품이기 때문에 설탕에서 벗어나려면 물리적으로 멀리하는 것, 즉 눈에 띄지 않게 하는 방법이 가장 효과적이다. 제1장에서 언급했던 페트병 증후군도 마찬가지다. 이 증상을 예방하려면 아예 비싸서 살 엄두가 나지 않는 환경을 만들거나 애초에 집에 사 두지 않는 습관을 만들어야 한다. 일본은 현재 달콤한 청량음료를 특별히 규제하지 않는다. 그러나 모든 개개인이 청량음료를 사지 않고, 집에 두지 않고, 마시지 않는 세 가지 원칙을 세워 지켜 나가기를 바란다.

○

먹지 않는 투자 2.
당도 높은 과일과 채소 피하기

과일 맛이 전에 비해 훨씬 달아졌다고 생각하는 사람이 있을지도 모르겠다. 실제로 최근 나오는 과일은 품종 개량으로 당도가 매우 높다. 이는 생산 농가들이 앞다투어 당도 높은 과일을 만들려고 노력해 왔기 때문이다. 농가 측은 과일이 더 달아질수록 더 많은 소비를 촉진할 수 있으리라 기대했다.

대개 사람들은 '과일은 몸에 좋으니까!', '설탕이 들어 있는 것도 아니잖아.'라고 생각하여 무심코 과일을 많이 먹곤 한다. 하지만 최적의 컨디션으로 최고의 업무 효율을 내고 싶은 사람이라면 과일 역시 가끔 즐기는 정도로만 섭취하길 권한다. 달콤한 과일일수록 당질 함량이 높다는 사실을 기억하자.

다만, 디저트가 먹고 싶은 날은 예외다. 설탕이 잔뜩 들어간 과자 대신 비타민과 미네랄이 풍부한 과일을 택하는 편이 더 안전하다. 하지만 이때도 당도 높은 파인애플이나 복숭아, 바나나 등은 혈당치 상승에 영향을 줄 수 있으니 피하는 것이 좋고 어떤 과일이든 적정량만 즐긴다.

○

먹지 않는 투자 3.
흰밥·빵·면과 안전하게 이별하기

흰밥, 식빵, 국수 등 흰색 탄수화물 식품은 본래 포함해야 할 비타민·미네랄, 식이 섬유가 이미 정제되어 거의 당질만 남아 있는 상태다. 영양가는 없고 열량만 높다는 의미다. 그래서 정제 식품을 부르는 또 다른 단어로 텅 빈 칼로리(Empty Calorie) 식품이라는 말이 있을 정도다.

텅 빈 칼로리 식품을 먹으면 열량만 채울 뿐 비타민이나 미네랄 같은 영양을 섭취하지 못하기 때문에 영양실조에 빠지고 만다. 이때 우리 뇌는 '더욱 영양을 섭취하라.'라는 지시를 내리기 쉽고 식욕은 더욱 왕성해진다. 흰밥이나 빵, 면을 먹을 때 과식하기 쉬운 이유가 바로 이 때문이다. 게다가 텅 빈 칼로리 식품을 먹으면 많은 양의 당질을 분해하기 위해 비타민B군을 공연히 소비하는데 이로 인해 영양실조가 한층 심해진다. 식이 섬유 함유량도 적기 때문에 혈당치는 급변한다. 이러한 식품은 백해무익한 '영양 도둑'일 뿐이다.

흔히 당질 제한이라 하면 탄수화물을 아예 입에도 대지 말아야 한다고 오해하는 사람이 많은데 꼭 그렇지는 않다. 탄수화물은 '당질+식이 섬유'이므로 양질의 탄수화물을 적정량 섭취하면 전혀 문제 되지 않는다.

흰색 주식 대신 현미나 잡곡밥, 밀기울 빵이나 호밀빵, 통밀을 활용한 식품을 택해 보면 어떨까? 미정제 곡류는 텅 빈 칼로리 식품과 달리 비타민과 미네랄, 식이 섬유가 그대로 남아 있어서 자연식품(Whole Food)이라고도 불린다.

이러한 식품에 많이 들어 있는 식이 섬유는 혈당을 완만하게 높이고 비타민B군의 당질 대사를 돕는다. 자연 상태에 가까운 미정제 식품은 우리 몸이 소화하기 좋은 구조를 그대로 유지하고 있다.

또한 같은 음식이라도 먹는 순서를 바꾸면 혈당치 상승 속도가 달라진다. 당질이 많은 흰밥을 먼저 먹으면 아무리 소량이라도 혈당이 급격히 올라간다. 하지만 채소나 버섯류처럼 식이 섬유가 많은 음식을 먼저 먹고 된장국, 반찬을 먹은 후에 밥을 마지막으로 섭취하면 혈당이 천천히 올라간다. 식이 섬유와 지방은 당질 흡수 속도를 늦추어 혈당 급상승을 막는다.

○

먹지 않는 투자 4.
언제 먹는지도 중요하다

야식을 먹으면 살이 찐다는 사실은 경험이 있든 없든 우리 대부분 알고 있다. 왜 밤늦게 먹으면 살찌기 쉬울까? 이는 신체 리듬과 관련 있다. 우리 몸은 신체 리듬에 맞추어 움직이고 위장 같은 소화 기관 역시 시간에 따라 기능을 달리한다. 이를테면 오전은 배설을 중심으로 몸을 새롭게 세팅하는 시간대다. 오후에는 소화력이 높아지고 에너지 소비가 원활하게 이루어진다. 밤은 몸이 영양소를 흡수하고 축적하는 데 알맞은 시간대다.

몸의 리듬을 고려하면 아침 식사는 담백하고 간단한 음식 위주로, 점심은 영양가 많은 음식으로 에너지를 보충하는 게 좋다. 저녁은 공복을 느끼지 않을 정도로 소량만 섭취한다. 하지만 회식이 잦은 직장인은 저녁 식사 비중이 가장 크다. 꼭 회식이 아니더라도 하루 중 저녁을 가장 푸짐하게 먹는 경우가 많다. 저녁에 배불리 먹는 이러한 습관은 지방이 잘 붙는 몸을 만들고 업무 효율을 떨어뜨린다. 평소 저녁 회식이 많다면 너무 늦은 시간까지 음식을 먹지 않도록 시간을 정해 보자. 밤 9시가 지나면 무슨 일이 있어도 젓가락을 내려놓는 것이다. 집에서 먹을 때는 가능한 한 이른 시간에 저녁 식사를 마치는 것이 좋다.

○

먹지 않는 투자 5.
트랜스 지방산(식물성 기름) 경계!

　앞서 제3장에서 염증을 예방하는 음식을 소개했다. 염증은 스트레스, 외상, 세균 감염 등으로 발생하는데 음식이 원인일 때도 많다. 세포 손상으로 생기는 염증을 예방하기 위해 가장 경계해야 할 것은 먹는 플라스틱, 즉 트랜스 지방산이다.

　본래 트랜스 지방산은 자연계에 미량만 존재하는 특수한 지방산이다. 기존 불포화 지방산에 수소를 더하거나 고온 처리 같은 화학적 방법으로 지방을 추출할 때 발생한다. 식품 성분 표기에 마가린, 쇼트닝, 식물성 유지라고 적혀 있으면 고농도 트랜스 지방산이 들어 있다고 생각하면 된다.

지질은 세포막을 만들고 세포 형태와 유연성을 보존하는 중요한 역할을 한다. 그러나 트랜스 지방산은 다른 지방산과 구조가 달라서 세포막을 변형시킨다. 결과적으로 좋은 콜레스테롤인 HDL은 감소하고 나쁜 콜레스테롤인 LDL이 증가한다.

앞서 염증을 예방하는 기름으로 코코넛오일과 생선 기름을 설명했다. 몸의 염증을 다스리려면 좋은 기름과 나쁜 기름에 대해 잘 알아 둘 필요가 있다. 사실 얼마 전까지만 해도 버터나 돼지기름 같은 동물성 지방은 무조건 나쁜 기름이라는 인식이 있어 가급적 멀리해 왔다. 그러나 최근 식용유 등이 함유한 리놀레산이 몸에 더 해롭다는 새로운 지적이 나왔다.

지방산은 크게 두 종류로 나뉜다.

- 탄소 이중 결합이 없는 **포화 지방산**
- 탄소 이중 결합이 있는 **불포화 지방산**

포화 지방산은 탄소 수에 따라 다시 세 가지로 나뉜다. 탄소 수 5개 이하는 짧은 사슬 지방산, 6~12개는 코코넛오일 등에 많이 들어 있는 중간 사슬 지방산, 13개 이상은 버터, 유지방, 소기름 등 동물성 지방이 함유한 긴 사슬 지방산이라 부른다.

불포화 지방산은 탄소 결합 수에 따라 단일 불포화 지방산과 다가 불포화 지방산으로 분류하는데, 이중 사슬 구조의 위치에 따라 오메가-6 지방산과 오메가-3 지방산으로 나뉜다. 대표적인 오메가-6 지방산으로 리놀레산이 있으며 참기름, 콩기름, 카놀라유 등 식물성 기름에 주로 들어 있다.

흔히 사용하는 식용유에는 리놀레산이 다량 포함되어 있는데, 이 리놀레산이 몸속에서 대사 작용을 할 때 아라키돈산이 증가하면서 염증을 유발한다. 그러니 튀김 같은 음식은 과식하지 않도록 주의해야 한다. 반면 오메가-3 지방산은 안심하고 먹어도 좋다. 들기름, 아마씨유, 차조기유(자소유), 생선 기름(DHA, EPA) 등이 대표적이다.

앞서 언급했듯 DHA와 EPA는 염증을 억제하는 물질을 만든다. 들기름과 아마씨유에 다량 들어 있는 알파 리놀렌산은 체내에서 DHA와 EPA로 바뀌는데 이는 모든 사람에게 유효한 얘기는 아니다. 일본인 가운데 아마씨유로 EPA를 생성하는 대사 효소를 가진 사람은 10~20%에 불과하다. 아마씨유나 들기름 섭취로 무조건 염증을 예방할 수 있는 것은 아니지만 적어도 염증 반응을 일으키지 않는 기름으로 활용할 만한 가치는 충분하다.

단일 불포화 지방산인 올리브유, 포화 지방산을 다량 함유한 코코넛오일, 버터, 소기름, 돼지기름을 기억해 두자. 상대적으로 염증을 유발할 위험이 낮다. 다만 아마씨유와 들기름, 올리브유는 가열하면 산화하므로 생으로 먹을 때 가장 건강에 이롭다. 다음 내용을 잘 기억해 두고 슬기롭게 지방을 선택하자.

- **좋은 기름**
  - 버터, 돼지기름 등 동물성 기름(적당량 섭취)
  - 정어리, 고등어, 전갱이 같은 등 푸른 생선 기름
  - 저온 추출한 코코넛오일
  - 올리브유(생으로 먹기)

- **나쁜 기름**
  - 마가린, 저지방 마가린, 쇼트닝 등 트랜스 지방산(빵과 과자 에도 다량 포함되어 있으니 유의할 것)
  - 식용유, 해바라기씨유, 옥수수유 같은 식물성 기름

먹지 않는 투자 6.
튀김처럼 고온으로 조리한 음식

'탄 음식을 먹으면 암에 걸린다.'라는 이야기를 들어 본 적 있을 것이다. 이를 그저 미신이라 여겼다면 오산이다. 고온으로 조리한 튀김이나 구이는 최종 당화 산물(AGEs)을 포함하는데, 이는 체내 염증을 유발한다. 항노화 의학 분야에서는 노화를 촉진하는 주범으로 AGEs를 꼽는다.

바삭하게 튀긴 치킨과 크로켓, 카레 맛을 책임지는 볶은 양파, 색감부터 입맛을 돋우는 팬케이크 등 단백질과 당질을 포함한 식재료가 노릇노릇한 갈색을 띠면 이는 안타깝게도 AGEs라는 당화 산물이 만들어졌다는 의미다.

AGEs가 증가하는 원인은 크게 두 가지다. 하나는 몸속에서 당화가 일어나는 경우이고 나머지 하나는 당화한 음식을 섭취하는 경우다. 원인이 무엇이든 AGEs 증가가 노화를 촉진한다는 사실은 달라지지 않는다. 피부를 구성하는 콜라겐이 당화하면 기미와 주름이 생기고 피부색이 칙칙해진다. 혈관이 당화하면 동맥 경화가 일어나고 뼈가 약해진다.

고온에서 조리한 음식이 AGEs를 다량 포함하고 있음을 꼭 기억하자. 회식 메뉴로는 구운 음식보다 끓인 음식이, 볶음 요리보다 조림 요리가, 튀김보다 찜이 더 안전하다. 이때 저온으로 조리한 음식을 택하는 것도 좋은 방법이다. 참고로 초밥이나 회는 AGEs 섭취 위험이 현저히 낮다.

○

먹지 않는 투자 7.
식품 첨가물

일본은 '첨가물 천국'이라 불릴 정도로 식품 첨가물에 관대하다. 실제로 다른 나라에서 사용이 금지된 성분인데 일본에서는 허가를 받아 쓰이는 경우도 매우 많다. 앞서 소개한 과당과 트랜스 지방산이 대표적인 예다. 하지만 오늘날에는 누구든지 마음만 먹으면 인터넷으로 유익한 정보를 직접 찾을 수 있다. 이 책 또한 다양한 정보원 가운데 하나다. 투자가 되는 먹거리가 무엇인지, 이와 반대로 건강을 해치는 먹거리가 무엇인지 올바른 지식을 쌓아야 스스로를 지켜 나갈 수 있다.

주변에서 가장 쉽게 접하는 첨가물은 식빵 등에 방부제로 쓰이는 프로피온산(Propionic Acid)일 것이다. 프로피온산을 섭취하면 당질 대사가 뒤엉켜 인슐린 저항성이 높아지고 식후 혈당이 쉽게 올라가 결국 비만과 당뇨병을 일으킬 수 있다.

육포 같은 육류 가공품에 들어가는 질산염에 관한 연구도 활발하다. 조증 같은 정신 질환 치료를 받고 있는 사람과 그렇지 않은 건강한 사람의 섭취 식품을 비교 연구한 결과, 조증을 앓는 그룹은 질산염을 포함한 가공육을 3.5배 더 많이 섭취한 것으로 나타났다. 육류를 염장할 때 사용하는 질산염 성분이 조증 발생과 연관성이 있다는 사실이 드러난 것이다. 질산염이 들어 있는 육포를 섭취하면 조증만큼은 아니더라도 다른 정신 질환의 발병률이 높아지는 현상도 확인되었다.

이 연구에서 쥐에게 질산염을 첨가한 먹이를 주고 살펴본 결과 장내 세균총의 활동이 비정상적으로 증가하고 변화도 발생했다. 특히 햄과 소시지 등 육류 가공품에 사용한 인산염과 질산염의 위험은 섭취한 직후가 아니라 시간이 지난 뒤에 나타나기 때문에 산모와 태아에게 영향을 미칠 가능성도 있다. 따라서 가공식품은 가능한 먹지 않는 편이 현명하다.

○

먹지 않는 투자 8.
유해 금속 멀리하기

현대인의 몸속에는 자기도 모르는 사이에 유해 금속이 조금씩 쌓인다. 비소, 수은, 카드뮴, 납, 알루미늄, 니켈 등 유해 금속은 다음과 같은 경로로 우리 몸에 침투한다.

- **비소:** 농약, 어패류, 해조류, 산업 폐기물, 토양, 잔류 농약, 살충제, 배기가스
- **수은:** 어패류, 치과 충전제인 아말감, 섬유 유연제, 곰팡이 방지제
- **카드뮴:** 담배, 타이어 마모 분진, 음료수, 통조림, 농작물, 배

기가스

- **납:** 담배, 납으로 만든 수도관을 통과한 수돗물, 배기가스, 통조림, 모발 염색제, 인쇄물, 도료, 살충제, 건전지
- **알루미늄:** 가공식품(식품 첨가물), 위장약(산화 알루미늄)
- **니켈:** 화장품류

유해 금속은 대부분 일상생활에서 흔히 접하는 물질을 통해 유입되므로 인지하지 못하는 사이 체내에 쌓인다. 이렇게 축적된 유해 금속은 어느 순간부터 염증을 일으켜 알레르기, 피로, 관절과 근육 통증 같은 다양한 증상을 유발하고 피부를 거칠게 만든다.

유해 금속에 오염되었는지 아닌지는 간단한 모발 미네랄 검사로 확인할 수 있다. 이 검사로 유해 금속의 오염 수준뿐 아니라 필수 미네랄의 과부족 상태도 파악할 수 있다. 우리 몸에 필요한 아연, 크롬, 코발트 등 안티에이징 작용을 하는 미네랄이 충분한 상태인지도 판단 가능하다.

○

먹지 않는 투자 9.
과음을 졸업하다

온갖 뛰어난 약 가운데 술이 으뜸이라는 백약지장(百藥之長)이라는 말이 있다. 과연 이 말은 사실일까? 술과 암 발생의 연관성을 조사해 크게 주목받은 미국의 역학 연구를 소개한다.

음주가 암을 유발하는 것은 알코올이 체내에서 대사 작용을 할 때 발생하는 아세트알데히드(Acetaldehyde)라는 유해 물질 때문이다. 아세트알데히드는 유전자에 직접 작용해 암 발병을 유도한다. 또한 활성 산소의 생산량을 늘려 염증 반응이 쉽게 일어나도록 하며 세포 속 비타민B6와 엽산 같은 유익한 성분을 감소시킨다. 이 모든 것이 발암 위험 요인이다.

아세트알데히드를 분해하는 능력은 저마다 다르다. 유전자를 기준으로 분류하면 다음 세 가지 유형으로 나눌 수 있다.

- **GG형:** 분해 능력이 높은 유형
- **AG형:** 분해 속도가 느린 유형
- **AA형:** 분해 능력이 없는 유형

GG형은 주당 타입이다. 이 유전자를 가진 사람은 자신의 능력을 믿고 한 번에 많이 마시는 경향이 있으므로 암보다는 알코올 중독을 더 주의해야 한다. AA형은 전혀 술을 못하고 즐기지 않기 때문에 알코올 때문에 암에 걸릴 위험이 상대적으로 낮다.

술로 인한 건강 악화를 가장 조심해야 하는 유형은 어중간한 AG형이다. 처음에는 맥주 한 잔만 마셔도 얼굴이 붉어지지만 어느 정도 경험이 쌓이면 술이 느는 타입이다. 술을 마실 줄은 아는데 아세트알데히드 분해 속도가 느리다. 그만큼 체내에 유해 물질이 오래 머무른다. 결국 이로 인해 AG형인 사람은 식도암, 인두암, 후두암 등에 걸릴 확률이 매우 높다.

먹지 않는 투자 10.
담배와 헤어지기

음식은 아니지만 입을 통해 체내로 들어오는 물질, 담배도 짚어 볼 필요가 있다.

담배는 단 한 개비만 피워도 건강에 해롭다는 사실이 최근 연구를 통해 밝혀졌다. 미군을 대상으로 흡연이 미치는 영향을 조사했는데 흡연이 골격근을 손상한다는 연구 결과가 나오기도 했다. 흡연자는 비흡연자에 비해 체력 훈련 중 골격근이 손상할 위험률이 남녀 모두 20~30% 높게 나타났다. 또 담배를 많이, 자주 피우는 사람일수록 그 위험성이 증가했다. 단 몇 달만 흡연해도 이런 위험이 눈에 띄게 커진다고 알려졌다.

나 역시 대학 때 호기심으로 담배를 피운 적이 있다. 그러나 당시 한창 몰두해 있던 스키부 연습 때 운동 실력을 제대로 발휘할 수 없음을 체감한 뒤 바로 담배를 끊었다. 제아무리 강인한 군인이라도 담배가 골격근에 주는 막대한 손상을 피해 갈 수 없다. 체력과 운동 능력을 현저히 떨어뜨리는 담배를 굳이 찾아 피우며 업무 효율을 낮출 필요가 전혀 없음을 기억하자.

요즘에는 '일반 담배는 건강에 나쁘지만 전자 담배는 괜찮다.'라고 생각하는 사람이 많다. 그러나 최신 연구 결과들은 전자 담배가 인체에 더 치명적일 수 있다고 지적한다. 이러한 인식 변화로 미국에서는 2019년 전자 담배 발매를 규제하는 움직임이 일기도 했다.

○

먹지 않는 투자 11.
단식의 습관화

마지막으로 소개할 투자는 먹는 것을 잠시 멈추기다. 최근 연구에서 단기간 단식이 만성 염증을 개선하는 효과가 있음을 증명했다. 건강한 성인 12명을 대상으로 며칠간 단식을 하게 한 뒤 전후 혈액 세포가 어떻게 바뀌었는지 조사한 것이다. 일시적인 단식 후 세포의 일종이며 염증 반응과 함께 증감하는 특징을 가진 단핵구 수가 많았던 사람은 그 수가 감소하는 경향을 보였다.

쥐를 대상으로도 동일한 연구를 진행했는데 네 시간 동안 아무런 음식을 먹지 않은 쥐 상태를 확인했더니 인간과 똑같은 결과가 나왔다. 단핵구에서 일어나는 염증 촉진 효과가 떨어진 결과도 확인했다. 단식을 통해 염증 반응이 완화하는 것은 단핵구 수가 변했기 때문이며 단식 자체가 항균 작용을 약화하는 것은 아니라는 사실이 분명하게 드러난 것이다.

단식 시간(식사와 식사 사이 간격)이 길수록 건강 수명에 효과가 좋다는 연구 결과도 있다. 특히 어떤 음식을 섭취하는지, 즉 음식의 질과는 관계가 없다는 사실도 흥미로운 지점이다. 영양학 관점에서는 자칫 무엇을 먹는지에만 초점을 맞추기 쉬운데 먹지 않는 시간에도 주의를 기울여야 하는 것이다. 적절한 단식은 결국 위장이나 간 등 소화기 계통에 휴식 시간을 준다. 이 시간이 충분해야 이를 통해 흐트러진 몸 상태를 잘 정비할 수 있다.

휴일에 가볍게 실천할 수 있는 미니 단식을 추천한다. 당근 한 개, 토마토 한 개, 양상추나 양배추 세 장을 준비한다. 가능하면 시금치도 반 단 준비한다. 준비한 재료를 모두 믹서에 넣고 갈아서 식사 대신 1일 3회 마신다. 마시기 힘들다면 사과 한 개나 레몬즙(레몬 한 개 분량)을 추가한다. 이것만으로 부족하다고 느껴진다면 수프처럼 소화가 잘되는 음식을 곁들이는 것도 방법이다. 단, 이때 수프는 소량으로 섭취하는 등 스트레스를 받지 않는 범위 내로 식단을 조절한다. 물만 먹는 극단적인 단식을 할 경우에는 반드시 전문가의 조언을 구하도록 한다.

평소 회식이 잦은 직장인은 공복을 유지할 시간이 별로 없을지도 모른다. 그럴수록 의식적으로 단식 시간을 만들어 소화계 상태를 재정비할 필요가 있다. 이로 인해 배설 기능이 좋아지고 노폐물도 말끔히 내보낼 수 있어 몸이 한결 가벼워진다. 여러모로 장점이 많으니 꼭 한번 실천해 보자.

끝까지 읽어 준 독자들에게 감사를 표한다. 이 책을 통해 나는 결국 먹거리 선택이 몸 상태를 결정짓는다는 이야기를 전하고자 했다. 어떤 영양소를 어떻게 적절히 먹느냐에 따라 우리의 건강 상태는 달라진다. 하루하루 영양소가 쌓여서 곧 건강한 일상이 완성된다.

최상의 컨디션으로 최고의 업무 효율을 내려면 어떤 투자가 필요할까? 이 질문에 대한 답은 올바른 영양학을 토대로 한 의학적 식사법에서 찾을 수 있다. 그 내용을 이 책에 모두 담았다.

마지막으로 달라이 라마 14세가 남긴 말을 소개하고자 한다. 미국에서 열린 세미나에 참가했을 때 은사님이 내게 해 준 이야기다. 티베트의 정신적 지도자는 어느 인터뷰에서 "속세 인간의 어떤 부분이 가장 놀랍습니까?"라는 질문을 받고 이렇게 답했다고 한다.

> 돈을 벌기 위해 건강을 해치고 나서
> 건강을 되돌리려고 번 돈을 쓴다.
> 내일을 걱정하느라 오늘을 즐기지 못한다.
> 사람들은 현재에도 미래에도 살고 있지 않다.
> 마치 인생이 영원할 것처럼 살지만 진정한 인생을 맛보지
> 못한 채 죽음을 맞는다.
>
> — 달라이 라마

이 책을 집어 든 당신이 건강을 해치면서 일하지 않기를, 지금 이 순간을 오롯이 즐기기를, 진정한 인생을 맛보기를 진심으로 바란다. 그런 인생을 위해 이 책이 조금이나마 도움이 된다면 더없이 기쁘겠다.

2019년 11월

미쓰오 다다시

참고 문헌

Bjørneboe A. et al. "Effect of n-3 fatty acid supplement to patients with atopic dermatitis", Journal of Internal Medicine, vol.225, 1989, pp.233-236

Feldman J.,Barshi I. "The effects of blood glucose levels on cognitive Performance: A Review of the Literature", NASA Technical Reports Server, 2007

Kaneki M. et al. "Japanese fermented soybean food as the major determinan of the large geographic difference in circulating levels of vitamin K2: possible implications for hip-fracture risk", Nutrition, vol.17, 2001, pp.315-321

Albert B. B. et al. "Higher omega-3 Index is associated with increased insulin sensitivity and More favourable metabolic profile in middle-aged overweight men", Scientific Reports 4, 2014

Seidelmann S. B. et al. "Dietary carbohydrate intake and mortality: a prospective cohort study and meta-analysis", Lancet Public Health, vol.3, 2018, E419-E428

Kim J. D. et al. "Microglial UCP2 mediates inflammation and obesity induced by high-fat feeding", Cell Metabolism, vol.30, 2019, pp.952-962

Carlström M.,Larsson S. C. "Coffee consumption and reduced risk of developing type 2 diabetes: a systematic review with meta-analysis", Nutrition Reviews, vol.76, 2018, pp.395-417

Liu J. J. et al. "Coffee consumption is positively associated with longer leukocyte telomere length in the nurses' health study", The Journal of Nutrition, vol.146, 2016, pp.1373-1378

中野重徳·満尾正《ココナッツオイルが認知症に効く本当の理由》, 宝島社, 2015

Stefan Jordan. et al. "Dietary intake regulates the circulating inflammatory monocyte pool", Cell, vol.178, 2019, pp.1102-1114

Hackshaw A. et al. "Low cigarette consumption and risk of coronary heart disease and stroke: meta-analysis of 141 cohort studies in 55 study reports", BMJ, Jan 2018, j5855

Bedno S. A. et al. "Meta-analysis of cigarette smoking and musculoskeletal injuries in military training", Medicine & Science in Sports & Exercise, vol.49, 2017, pp.2191-2197

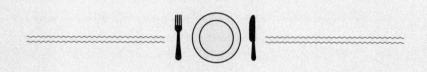